中医历代名家学术研究丛书

主编 潘桂娟

Academic Research Series of Famous
Doctors of Traditional Chinese
Medicine through the Ages

"十三五"国家重点图书出版规划项目

朱乔青 编著

张璐

U0334480

中国中医药出版社

·北京·

图书在版编目（CIP）数据

中医历代名家学术研究丛书.张璐／潘桂娟主编；朱乔青编著.
—北京：中国中医药出版社，2017.9
ISBN 978-7-5132-1757-6

Ⅰ.①中…　Ⅱ.①潘…　②朱…　Ⅲ.①中医学—临床—
医学—经验—中国—清代　Ⅳ.① R249.1

中国版本图书馆 CIP 数据核字（2013）第 291777 号

中国中医药出版社出版

北京市朝阳区北三环东路 28 号易亨大厦 16 层
邮政编码　100013
传真　010 64405750
河北新华第二印刷有限责任公司印刷
各地新华书店经销

开本 880×1230　1/32　印张 8　字数 197 千字
2017 年 9 月第 1 版　2017 年 9 月第 1 次印刷
书号　ISBN 978 - 7 - 5132 - 1757 - 6

定价　45.00 元
网址　www.cptcm.com

社 长 热 线　010-64405720
购 书 热 线　010-89535836
侵 权 打 假　010-64405753

微信服务号　zgzyycbs
微商城网址　https://kdt.im/LIdUGr
官 方 微 博　http://e.weibo.com/cptcm
天猫旗舰店网址　https://zgzyycbs.tmall.com

如有印装质量问题请与本社出版部联系（010 64405510）

2005 年度国家"973"计划课题"中医理论体系框架结构与内涵研究"（编号：2005CB532503）

2009 年度科技部基础性工作专项重点项目"中医药古籍与方志的文献整理"（编号：2009FY120300）子课题"古代医家学术思想与诊疗经验研究"

2013 年度国家"973"计划项目"中医理论体系框架结构研究"（编号：2013CB532000）

国家中医药管理局重点研究室"中医理论体系结构与内涵研究室"建设规划

"十三五"国家重点图书、音像、电子出版物出版规划（医药卫生）

前言

中医理论肇始于《黄帝内经》《难经》，本草学探源于《神农本草经》，辨证论治及方剂学发轫于《伤寒杂病论》。在此基础上，历代医家结合自身的思考与实践，提出独具特色的真知灼见，不断革故鼎新，充实完善，使得中医药学具有系统的知识体系结构、丰富的原创理论内涵、显著的临床诊治疗效、深邃的中国哲学背景和特有的话语表达方式。历代医家本身就是"活"的学术载体，他们刻意研精，探微索隐，华叶递荣，日新其用。因此，中医药学发展的历史进程，始终呈现出一派继承不泥古、发扬不离宗的繁荣景象。

中国中医科学院中医基础理论研究所，自2008年起相继依托2005年度国家"973"计划课题"中医学理论体系框架结构与内涵研究"、2009年度科技部基础性工作专项重点项目"中医药古籍与方志的文献整理"子课题"古代医家学术思想与诊疗经验研究"、2013年度国家"973"计划项目"中医理论体系框架结构研究"，以及国家中医药管理局重点研究室"中医理论体系结构与内涵研究室"建设规划，联合北京中医药大学等16所高等院校及科研和医疗机构的专家、学者，选取历代具有代表性或学术特色突出的医家，系统地阐释与解析其代表性学术思想和诊疗经验，旨在发掘与传承、丰富与完善中医理论体系，为提升中医师理论水平和临床实践能力和水平提供参考和借鉴。本套丛书即是此系列研究阶段性成果总结而成。

综观历史，凡能称之为"大医"者，大都博览群书，学问淹博赅洽，集百家之言，成一家之长。因此，我们以每位医家独立成书，尽可能尊重原著，进行总结、提炼和阐发。此外，本丛书的另一个特点是，将医家特色学术观点与临床实践相印证，尽可能选择一些典型医案，用以说明理论的实践价值，便于临床施用。本丛书现已列入《"十三五"国家重点图书、音像、电子出版物出版规划》中的"医药卫生"重点图书出版计划，并将于"十三五"期间完成此项出版计划，拟收载历代 102 名中医名家，总字数约 1600 万。

丛书各分册作者，有中医基础学科和临床学科的资深专家、国家及行业重点学科带头人，也有中青年教师、科研人员和临床医师中的学术骨干，分别来自全国高等中医院校、科研机构和临床单位。从学科分布来看，涉及中医基础理论、中医各家学说、中医医史文献、中医经典及中医临床基础、中医临床各学科。全体作者以对中医药事业的拳拳之心，共同努力和无私奉献，历经数年成就了这份艰巨的工作，以实际行动切实履行了传承、运用、发展中医药学术的重大使命。

在完成上述科研项目及丛书撰写、统稿与审订的过程中，研究团队暨编委会和审订委员会全体成员，精益求精之心始终如一。在上述科研项目负责人、丛书总主编、中国中医科学院中医基础理论研究所潘桂娟研究员主持下，由常务副主编张宇鹏副研究员、陈曦副研究员及各分题负责人——翟双庆教授、刘桂荣教授、郑洪新教授、邢玉瑞教授、钱会南教授、马淑然教授、文颖娟教授、陆翔教授、杨卫彬研究员、崔为教授、柳亚平副教授、江泳副教授、王静波博士等，以及医史文献专家张效霞副教授，分别承担或参与了团队的组织和协调，课题任务书和丛书编写体例的起草、修订和具体组织实施，各单位课题研究任务的落实和分册文稿编写和审订等工作。编委会还多次组织工作会议和继续教育项目培训，组织审订委员会专家复审和修订；最终由总主编逐册复审、修订、统稿并组织作者再次修订各分册文稿。自 2015 年 6 月开始，编委会将丛书各分册文稿陆续提交中国中医药出版社，拟于 2019 年 12 月之前按计划完成本套丛书的出版。

2016 年 3 月，国家中医药管理局颁布了《关于加强中医理论传承创新的若干意见》，指出"加强对传承脉络清晰、理论特色鲜明的古代医家的学术思想研究，深入研究中医对生命、健康与疾病认知理论，系统总结中医养生保健、防病治病理论精华，提升中医理论指导临床实践和产品研发的能力，切实传承中医生命观、健康观、疾病观和预防治疗观"。上述项目研究及丛书的编写，是研究团队对国家层面"加强中医理论传承与创新"号召的积极响应，体现了当代中医学人敢于担当的勇气和矢志不渝的追求！通过此项全国协作的系统工程，凝聚了中医医史、文献、理论、临床研究的专门人才，培育了一支专业化的学术队伍。

在此衷心感谢中国中医科学院及其所属中医基础理论

研究所、中医药信息研究所、研究生院，以及北京中医药大学、陕西中医药大学、山东中医药大学、云南中医学院、安徽中医药大学、辽宁中医药大学、浙江中医药大学、成都中医药大学、湖南中医药大学、长春中医药大学、黑龙江中医药大学、南京中医药大学、河北中医学院、贵阳中医药大学、中日友好医院等 16 家科研、教学、医疗单位，对此项工作的大力支持！衷心感谢中国中医药出版社有关领导及华中健编审、伊丽萦博士及全体编校人员对丛书编写及出版的大力支持！

本丛书即将付梓之际，百余名作者感慨万千！希望广大读者透过本丛书，能够概要纵览中医药学术发展之历史脉络，撷取中医理论之精华，传承千载临床之经验，为中医药学术的振兴和人类卫生保健事业做出应有的贡献！

由于种种原因，书中难免有疏漏之处，敬请读者不吝批评指正，以促进本丛书不断修订和完善，共同推进中医药学术的继承与发扬！

《中医历代名家学术研究丛书》编委会

2016 年 9 月

凡例

一、本套丛书选取的医家，均为历代具有代表性或特色学术思想与临床经验的名家，包括汉代至晋唐医家6名、宋金元医家18名、明代医家25名、清代医家46名、民国医家7名，总计102名。每位医家独立成册，旨在对医家学术思想与诊疗经验等内容进行较为详尽的总结阐发，并进行精要论述。

二、丛书的编写，本着历史、文献、理论研究有机结合的原则，全面解读、系统梳理和深入研究医家原著，适当参考古今有关该医家的各类文献资料，对医家学术思想和诊疗经验，加以发掘、梳理、提炼、升华、概括，将其中具有理论意义、实践价值的独特内容阐发出来。

三、丛书在总体框架上，要求结构合理、层次清晰；在内容阐述上，要求概念正确、表述规范，持论公允、论证充分，观点明确、言之有据；在分册体量上，鉴于每个医家的具体情况不同，总体要求控制在10万～20万字。

四、丛书每一分册的正文结构，分为"生平概述""著作简介""学术思想""临证经验"与"后世影响"五个独立的内容范畴。各分册将拟论述的内容按照逻辑与次序，分门别类地纳入以上五个内容范畴之中。

五、"生平概述"部分，主要包括医家姓名字号、生卒年代、籍贯等基本信息，时代背景、从医经历以及相关问题的考辨等。

六、"著作简介"部分，逐一介绍医家的著作名称（包括现存、已经亡佚又经后人辑复的著作）、卷数、成书年代、主要内容、学术价值等。

七、"学术思想"部分，分为"学术渊源"与"学术特色"两部分进行论述。前者重在阐述医家之家传、师承、私淑（中医经典或前代医家思想对其影响）关系，重点发掘医家学术思想的历史传承与学术渊源；后者主要从独特的学术见解、学术成就、学术特点等方面，总结医家的主要学术思想特色。

八、"临证经验"部分，重点考察和论述医家学术著作中的医案、医论、医话，并有选择地收集历代杂文笔记、地方志等材料，从中提炼整理医家临床诊疗的思路与特色，发掘、总结其独到的诊治方法。此外，还根据医家不同情况，以适当方式选录部分反映医家学术思想与临证特色的医案。

九、"后世影响"部分，主要包括"学术影响与历代评价""学派传承（学术传承）""后世发挥"和"国外流传"等内容。其中，对医家的总体评价，重视和体现学术界共识和主流观点，在此基础上，有理有据地阐明新见解。

十、附以"参考文献"，标示引用著作名称及版本。同时，分册编写过程中涉及的期刊与学位论文，以及未经引用但能体现一定研究水准的期刊与学位论文也一并列出，以充分体现对该医家研究的整体状况。

十一、附以丛书全部医家名录，依照年代时间先后排列，以便查检。

十二、丛书正文标点符号使用，依据《中华人民共和国国家标准标点符号用法》（GB/T 15834–2011）。医家原书中出现的俗字、异体字等一律改为简化正体字，个别不能对应简化字的繁体字酌予保留。

《中医历代名家学术研究丛书》编委会

2016 年 9 月

内容提要

　　张璐，字路玉，晚号石顽老人。生于明万历四十五年（1617），约卒于清康熙三十七年（1698）至康熙三十八年（1699）之间。江苏长洲人（今江苏吴县）。张璐业医60余年，是清初三大家之一。著有《张氏医通》《伤寒缵论》《伤寒绪论》《本经逢原》《诊宗三昧》等多部著作。张璐在伤寒学、治疗学、诊法学、本草学等领域均成就卓著；临床上对内、外、妇、儿科多种疾病的诊治，均具有鲜明的特色。张璐在医学理论、杂病证治以及伤寒研究等方面均有很高的成就。其重视经典理论、辨证论治与方药分析，经过几十年的临床与研究，整理各家，写成《张氏医通》，对后世医学的发展产生了深远的影响。本书内容包括张璐的生平概述、著作简介、学术思想、临证经验、后世影响等。

张璐，字路玉，晚号石顽老人。生于明万历四十五年（1617），约卒于清康熙三十七年（1698）至康熙三十八年（1699）之间。江苏长洲人（今江苏吴县）。张璐业医60余年，是清初三大家之一。著有《张氏医通》《伤寒缵论》《伤寒绪论》《本经逢原》《诊宗三昧》等。张璐在伤寒学、治疗学、诊法学、本草学等领域均成就卓著，对内、外、妇、儿科多种疾病的诊治均具有鲜明的特色。

在现代中医学术界，张璐也是颇受关注的中医大家。关于张璐的学术研究，有多方面的进展。经中国知网（CNKI）、维普中文生物医学期刊数据库及万方医学网检索，共有期刊论文163篇，内容主要涉及以下几个方面：生平研究、著作介绍及学说探讨等。此外，有相关整理与研究著作14部，主要是关于对张璐原著作的整理释义及伤寒学说的学派源流研究等。其中张民庆等主编的《张璐医学全书》，不仅收录了张璐原著，而且对张璐医学思想进行客观分析，给后来研究者以极大的启发和思考。总体上来看，对于张璐的学术思想、临证经验的整理研究，内容丰富，涉及生平、学术思想、后世影响及临床诊治特点等。

笔者以张璐的代表著作《张氏医通》《伤寒缵论》和《伤寒绪论》为主要研究对象，参考后世相关文献资料，尤其是新中国成立以来的相关研究进展；运用文献整理和理论研究的方法，系统考证了张璐的生平、著作及影响，深入分析其学术思想所植根的文化土壤，全面梳理和总结了张璐的学术成就和临床经验。旨在揭示张璐学术思想的闪光点，从而展现张璐对于中医学术发展的重要贡献。

本项研究所依据的张璐著作《张氏医通》《伤寒缵论》和《伤寒绪论》，其版本均采用中国中医药出版社 1999 年出版的《张璐医学全书》。

本次整理研究，因专业水平所限，定有大量不足之处，恳请读者不吝指正，感激之至。编写组除作者外，浙江体育职业技术学院潘江飞、浙江中医药大学马艺珈、杭州医学院孙金铭 3 名同志，也参与了部分章节的编写。

在此衷心感谢参考文献的作者以及支持本项研究的各位同仁！

目录

张璐

生平概述

张璐，字路玉，晚号石顽老人。生于明万历四十五年（1617），约卒于清康熙三十七年（1698）至康熙三十八年（1699）之间。清代长洲人（今江苏吴县）。张璐业医60余年，是清初三大家之一。著有《张氏医通》《伤寒缵论》《伤寒绪论》《本经逢原》《诊宗三昧》等。张璐在伤寒学、治疗学、诊法学、本草学等领域均成就卓著；临床上对内外妇儿科多种疾病的诊治，均具有鲜明的特色。

一、时代背景

（一）社会历史背景

明末清初，是我国封建社会的后期。首先，当时社会生产力有了相当的发展，经济生活和文化生活也有很大提高。在医学方面，此时的医学家在个人著作中，更多的体现了理论与实践相结合的特点。如：著名的医药学家薛己、李时珍、王清任等人的著作，都是在大量实践的基础上写出的。其次，明代前期社会稳定，后期疾疫流行，命门温补学说和针对治疗传染病的温病学说先后形成，对我国的医学发展有着相当影响。再次，明清政权更替之际，当时的一部分士大夫和知识分子，多不愿为清朝所用，遂转志学医。如：张璐曾说："甲申世变，黎庶奔忙，流离困苦中，病不择医，医随应请，道之一变，自此而始……壬寅已来，儒林上达，每多降志为医，医林好尚之士，日渐声气交通，便得名噪一时，于是医风大振，比户皆医，此道之再变也。"（《张氏医通·医通自序》）这一时期，名医确实很多，而且多文学根基较深，有怀念故明之志而由儒转医，故清初医学鼎盛一时。

同时，正值欧洲文艺复兴影响扩展之时，西洋医学传入我国，对我国知识界也产生了一定影响。

1. 政治背景

首先，清政府鼓励人口生育。在经历了明末的农民战争及清朝入关战争后，国家人口锐减。清统治者为了巩固统治，推行鼓励人口生育的政策，还更改了清初的国家税收政策。如：康熙五十一年（1712），规定税收征额固定，"滋生人丁，永不加赋"。此外，清政府还将人口增加的多少作为考核地方官员政绩的指标之一。在清政府鼓励人口生育政策的刺激下，加上国内安定的环境，清初人口急剧增加，至康熙末年全国人口突破1亿，至乾隆末年猛增至3亿，嘉庆时继续激增，到道光末年全国人口竟达4亿多。人口的急剧增加对社会的各项需求也随之猛增，对医疗服务也提出了更高的要求。为了满足人们的需求，更多的人加入中医行业。由于人口激增，对医疗服务的现实要求成为一股巨大的推动力，直接推动着中医学术的发展。这主要体现在，中医行业队伍的扩大，更多数量医家的出现，以及应对流行病暴发频繁而出现的温病学派等。

清乾隆时期，出现了历史上著名的乾嘉考据学派。考据学者，以极大的功力考订、诠释古籍，此时的中医学也受益匪浅。许多考据学家致力于中医文献的注释、考订、整理、辑复，对《黄帝内经》《神农本草经》《难经》《伤寒论》等中医经典著作，进行重新注释、考订和发挥。此外，清政府在查禁时人著述与藏书过程中，大量书籍从民间收集到政府手中。因此，乾隆时期，政府将许多散落、遗失于民间的医籍珍本、孤本搜集起来，使之能重见天日。此后政府又将这些书籍集中修撰成大型的类书，如《医宗金鉴》《古今医统大全》和《古今图书集成·医部全录》等。当时，几乎将明清以前所有流传下来的中医著作全部收集进来，使得中医学知识走向系统化、理论化，对中医学经典著作的保存和流传起到很大的作用。

2. 经济背景

清朝中叶，经济的全方位发展对中医学术发展的推动和促进是多方面的。首先是工商业的发展，促使地区间乃至全国性的统一市场出现，较大规模的工商业城镇因之形成。城镇人口的增多和流动，为中医学术的传播和交流提供了条件，有利于同城镇的医家进行交流和竞争。这对推动医家医术的提升，发挥了非常重要的作用。

其次，商业贸易的繁荣使得国内外的交流加强，人员、货物的交流范围得以扩大，交流活动也日益频繁。国内贸易的繁荣促进了中药材的流通和中医技术的传播，国内出现了许多专营药材的富商跟行会，他们把北方的药材运往南方，又将南方的药材北运，使南北互通有无。此外，在中外贸易中，东南亚及西亚国家的商人，将中国稀缺的药材，如苏木、胡椒、槟榔、乳香等贩运到我国，而中国的药材则是当时主要的出口商品之一。这种因商业贸易繁荣而带来的药材及人员的交流，推动了中医本草学的丰富和发展，也为中医疗效的提高提供了基础。此外，经济的发展所带来的大规模人口集中与流动，为流行性疾病的暴发流行埋下了隐患。据史料记载，清代瘟疫流行的次数达三百多次，其中又以经济繁荣时的清中叶占了多数。这种频繁暴发的瘟疫，促进了清代流行病防治水平和技术的提高，为温病学的发展奠定了基础。

3. 医政与科举制的影响

在教育制度方面，清政府也推行与明朝时一样的科举考试。由于科举制选择人才方式的苛刻以及录取人数的限制，许多知识分子最后不得不放弃。鉴于"不为良相，便为良医"的古训以及医儒相通，众多科场失意的文人纷纷转投医学，希望以治病济世实现自己的抱负。这些知识分子的加入，大大提高了中医从业人员的文化素质和研究水平，为中医学术发展提供了优秀的人才。此外，在医学教育上，清政府继承明朝的世医制度，而清太医院从各地世医中选拔医生的方式，使世医制度更为医家所重视，并由此造就了不少名医世家，保证了中医人才的质量和医疗经验的积累。

4. 医学文化中心向江南推移

南宋和金对峙时期，建都临安（今杭州），政治中心南移，经济文化中心也随之南移，医学文化中心也渐渐向江南推进。元代以前，江浙一带医学人才和医学著作相对缺乏，仅在魏晋时期出现一次小高峰。但从元代开始发展明显加快，医学人才及医学著作占全国二分之一还多。明清时期，苏杭一带是全国医药发展的中心。明清时期的医学人物，在北方的分布可谓寥若晨星。特点是零星散落在北方六省和北京，且远远落后于南方。南方集中在江苏、浙江、江西、安徽四省，且人数大大超过北方，甚至成几十倍的增长。特别值得指出的是，清代的江苏又恢复了其人才的绝对优势。

宋金元时期，是中医学术承前启后的重要阶段，基础理论与临床医学的发展和创新，对明清医学的发展起到了积极的促进作用，为江南医学发展奠定了坚实基础。如：明代医家薛己、赵献可、张景岳等，继承易水学派温补之余绪，创立了温补学说。清代的叶天士、吴瑭、王孟英等，受刘河间火热论的影响，吸收易水学派护养脾胃的基本观点，创立了温病学派。明代徐彦纯所著《本草发挥》，是基于金元诸医家及本人的临床实践的综合性本草学专著。与李时珍的《本草纲目》等著作，均对明清医家产生较大影响。宋金元医家创制的大量新方，也被明清时期的重要方书所收录。如《普济方》《医方集解》《成方切用》等，流传至今，仍然是中医临床医生常用的方剂。

（二）江苏医学的发展

江苏是我国中医事业发展较快、基础较好的省份之一。江苏历代医家无论对医学或药学，无论在医学理论的探讨研究或是对临证各科的创新阐微，都曾有过不少建树，做出不少贡献。主要表现在以下几个方面：

1. 温病学方面

元末明初，王安道在所著《医经溯洄集》一书中，首次明确提出"温病不得混称伤寒"的新见解，指出温病的发病机制是"热自内达外"，故当治里为主。这使温病学从名称和治法上得以摆脱伤寒的羁绊，走上独立发展的道路。接着，明末吴有性著《温疫论》，这是我国第一部关于传染病学的专门论著。此书突破了历来对温疫病因、病变和临证诊疗的固有认识，把温疫与其他热性病，特别是与伤寒明显地区别开来，建立了以感染疠气和机体状况不良为发病机理的新理论，这无疑是对中医温病之传染性的揭示。尤其到了清代，温病学经以江苏为主的医家深入研究与阐发，已成为一门具有完整体系的学说。叶桂的《温热论》，以"温邪上受，首先犯肺，逆传心包"，概括了温病的发病途径和演变规律，成为外感温病的总纲。他还根据温病的病变过程，归纳为卫、气、营、血4个阶段，表示病变由浅入深的4个层次，作为辨证论治的纲领。吴瑭的《温病条辨》，在总结和发展叶桂学说的基础上，又以三焦为纲，病名为目，列述了风温、温热、温疫等9种温病的证治。薛雪的《湿温篇》还提出"湿热"不仅与伤寒不同，且与"温热"大异的见解，进一步完善了温病学说。其他，如陈平伯、张路玉、周扬俊、柳宝诒、戴北山等，也都是一些颇有影响的温病学家。他们在学术上的相得益彰，极大地丰富和发展了温病学说的内容，使之最终成为与伤寒相羽翼之学说，补充了中医学的理论体系。

2. 临证医学方面

自南齐龚庆宣撰《刘涓子鬼遗方》以来，随着临证经验的不断总结和理论研究日益受到重视，明清时期接连产生了以江苏医家为代表的各个外科学派。明代中期，薛己（著《外科发挥》）重视整体观，认为所有外科疾病均发于内，治疗主张以调整内部气血为主；在诊断上，注重四诊合参。王肯堂（著《疡科·证治准绳》）对外科疮疡疾病的诊断、鉴别诊断和护理技巧进行了深入探讨，同时大量摘录《备急千金要方》和《外台秘要》所载的治疗疮疡单方。

　　明代影响较大的外科学派，是以陈实功《外科正宗》一书而得名的"正宗派"。"正宗派"主张用消、托、补三法治疗肿疡，即肿疡早期以消法为主，肿疡后期及溃疡早期以托法为主，溃疡后期以补法为主。在学术上，陈实功一反过去只重药物内治而轻刀针腐蚀的保守疗法，强调内外治并重。他还创造性地发展了截肢术、下颌骨脱臼整复术、死骨剔除术及痔漏治疗术等。后世对"正宗派"向有"列证最详，论治最精"之赞誉。

　　到了清代，以著《外科全生集》的王洪绪为代表的"全生派"以及以著《外科心得集》的高秉钧为代表的"心得派"，成为当时两个主要的外科学派。"全生派"将各种外科疾患，分别归纳为阴阳两大类论治。主张凡痈肿皆"以消为贵，以托为畏"，反对滥用刀针，并禁用蚀药。对一些慢性溃疡性疾患的处理，每有独家心得。所述阳和汤、犀黄丸等名方，至今仍为中医外科治疗结核性疾患所常用。"心得派"由于受温病学说的影响较深，辨证施治、处方用药常秉温病学说，故又称"温病派"。此派在学术上能吸取各家之长，兼收并蓄于一炉。其以内治法处理外科疾病，辨证时常以两个以上病证合并讨论，多有经验之谈，对后学很有启迪。

　　明清时期的外科学派，虽也各有门户之见和偏颇之处，但总的看来，各派所强调的往往也是他们独具心裁之处，起到了充实中医外科学宝库的良好作用。

　　属于内科的，有王履、张璐等医家，将不同学说融合、折中于一说；也有薛己等名家另辟新径，独树温补一帜；有《内科摘要》《证治准绳》等综合性著作，也有《十药神书》《慎柔五书》等内科病专论。眼科方面，不仅相继出现不少擅长割治赘疣、针刺眼疾的眼科名家，而且明代傅仁宇的《审视瑶函》及倪维德的《原机启微》还作为当时眼科的代表作而传播全国。其他，如妇科的《女科撮要》《女科证治准绳》，儿科的《福幼篇》，伤科的《正体类要》，针灸科的《十四经发挥》，按摩科的《厘正按摩要术》，以及论述疫喉的《疫喉浅论》，专论民间疗法的《理瀹骈文》《痧胀玉衡》，反映诊断学新成就的《仲景三十六种脉法图》《诊家枢要》等，也都是一些脍炙人口的名著，曾博得后世医家、医学史家的普遍好评和广泛引用。

3. 药物学方面

江苏医家在本草学方面的成就也大有可观。《吴普本草》备载了后汉以前诸家药物著作的主要内容；陶弘景的《本草经集注》，堪称我国本草学继《神农本草经》以来的第二次总结；徐之才的《雷公药对》和苏颂的《图经本草》，则分别对研究药物分类学和药物形态学有着较高的学术价值。而葛洪的《抱朴子·内篇》和陶弘景的《合丹法式》二书，催生了我国化学制药理论的系统化，为进一步发展化学药物积累了经验，同时对世界炼丹术也产生了较为深远的影响。

（三）吴中医学的影响

以苏州为中心的苏州地区古曰"吴中"，故人称该地区的地方医学为"吴中医学"。吴中医学是中医学的重要组成部分，在中国医学史上占有举足轻重的地位。它与安徽"新安医学"、江西"盯江医学"、广东"岭南医学"均为我国著名的地方医学。吴中医学具有"名医多，医著多，创立温病学说"三大特点，数千年来为吴地的社会繁荣昌盛和人民身体健康做出了杰出贡献。

吴中医学，可以上溯到我国的春秋战国时期。唐代以前，苏州地区的中医是由医家兼道家主宰，比如周代的沈羲，汉代的负局先生，南朝的顾欢等，他们都能自制丸药，治病救人。至唐代开元年间，苏州地区出现了能够用理论来指导临床的医家，即苏州历史上第一位御医——周广。现存历史文献中，最早记载吴医的是唐代的《明皇杂录》。元代以前，苏州地区的医学活动只是零星记载，无明确系统的医学理论观点。意大利旅行家马可波罗，曾把"吴医"记载在他的游记里。吴门医派的鼻祖，是金元四大家之一的朱丹溪，而朱丹溪的门人戴思恭则是吴医形成的引导者。吴门医派，是在戴思恭来吴行医之后逐渐发展起来的。他是一个博采众长、广纳众家经验的杰出人物，在苏州中医界有着很高的声望。此后数百年间，在苏州医学家王仲光的推动下，出现了众多的名医，逐渐发展形成了具有相当规模、影响力颇大的吴门医派。

明清两代，是吴中医学的鼎盛时期。这一时期，吴中地区的医家们救死扶伤、著书立说，其中不乏名医大家，比如著名医家薛己、缪希雍、吴有性、张璐、叶桂、薛雪、周扬俊、徐大椿等。这些医家既有丰富的医学理论，又有高超的临床技术，他们常常互相交流探讨医术，共同促进了吴中医学的繁荣。而温病学说的创立，更是说明了苏州在全国医学中的领先地位。

吴门医派，作为江苏地区的一大地域性流派，其内涵较广，由诸多学术流派、世医流派组成。而其中的学术流派，既有对经典学术的传承和发扬，又有新的学术流派形成和流传，因此继承与创新是吴门医派的特点之一。其中张璐作为伤寒学派的主要医家，从"错简重订"基础上发挥《伤寒论》，并受到易水学派温补思想影响而重视甘温和中，是吴门医派的佼佼者。

（四）丹溪学派的影响

张璐虽然不是丹溪学派的代表人物，但是丹溪学派在吴中地区的发展，乃至吴门学派的形成，无不对张璐的学术思想产生了重要影响。

"靖康之乱"后，宋室南迁都城临安，大批的北方人不断南迁，先进的北方医学随之迅速传至江南，北医南传的重要人物首推罗知悌。罗知悌，河间学派传人，字子敬，世称太无先生，浙江钱塘人，他原为寺人，但精通医学。南宋末，随三宫被俘虏至燕京，在北方40年，他得刘完素再传，又旁通张子和、李杲二家之说。一直到元泰定中（约1324年之后）释放回临安。其独赏朱丹溪之诚，授之以刘、张、李之学，培养了朱丹溪等一代名医，成为北方医学传于江南的有功之人。再如，中州名医按察判官李某，授刘完素、张元素之学，传于吴中葛应雷、葛可久父子，"刘张之学行于江南者自此始"（《姑苏志》卷五十六）。苏州名医倪维德，亦求金人刘、张、李三家书读之，治病无不效；仪真名医滑伯仁，参会刘完素、李东垣之书，细读深究，治病无不中。

江南盛行刘、张之学后，群星璀璨，名医辈出。这时承前启后的重要人物，是元代婺州义乌人朱震亨。朱震亨，字彦修，世居丹溪，人称丹溪翁。其潜心刘河间、张子和、李杲三家之学，融会贯通，取长补短，并结合自己的临床实践，在"相火论"的基础上，提出了"阳常有余，阴常不足"的观点。他针对寒凉派的"火热论"、攻下派的"攻邪论"以及易水派的"脾胃论"中诸多治法的不足，以及当时时医滥用《和剂局方》香燥、温补之品所产生的弊害，提出以"滋阴泻火法"治内伤阴虚火旺之证，创立滋阴说，使滋阴派彪炳于世。明有"求其可以为万世法，张长沙外感、李东垣内伤、刘河间热证、朱丹溪杂病数者而已。然丹溪实又贯通乎诸君子，犹号集医道之大成也"（《丹溪心法附余序》）之说，被尊为"医道之宗工，性命之主宰"（《丹溪心法序》）。

人们崇尚朱丹溪，故弟子及私淑者众多，形成丹溪学派。元代全国的大一统局面，促进了南北医学的交流。此期易水学派在河北一带仍有一定的势力，但影响远远不如丹溪学派，丹溪学派在医学舞台上承前启后，独领风骚。从元朝后期至明代前、中期，丹溪学说几乎主宰了医学界。其影响之大，几乎可以与张仲景相提并论。可以说它是明代医学学术流派的"主旋律"。这与其弟子的继承、发展、传播丹溪之学是分不开的。其弟子多为江浙人，二传乃至三传者不可胜数，私淑学者遍布江南。

中医学术发展至清代，其自身积累了大量学科理论和技术基础，尤其是经历了唐、宋、金、元、明几个朝代的发展，各种学说纷纷涌现，使得中医学的理论体系日趋丰富和完善。如：金元四大家及各自的学说都对以《内经》和《伤寒论》为基础的中医学理论体系有所补充和完善。至清代医家就有了丰富的中医学理论知识和技术经验可以继承，并在此基础上进行发展。清中叶的温病学派，就是在继承以前历代医家，特别是在明代吴有性有关温热病辨证论治的基础上得以形成的。此外，清代考据学家考订、整理、注释了大量医籍经典，为这时的医家学习和继承前世医家的思想经验，提供了极大的方便。这些都促进了这一时期中医学术的繁荣。

在上述背景下，明清的医学发展呈现出一个比较繁荣的局面。中医学传统的理论和实践经过长期的历史检验和积淀，至此已臻于完善和成熟；无论是总体的理论阐述，抑或临床各分科的诊治方法，都已有了完备的体系，而且疗效在当时的条件下是卓著的，与世界各国医药状况相比还略胜一筹。

二、生平纪略

（一）籍贯考辨

张璐祖籍昆山，后移居长洲。关于张璐籍贯问题一直存有争议，主要集中在长洲籍和吴江籍两种说法上。《清史稿》《苏州府志》《吴县志》《中医大辞典》等，称其为"长洲人"，观张璐子以柔《进医通疏》自称："江南苏州府长洲县监生张以柔谨奏"，足证张璐系长洲人无疑。而《四库全书》《中国医籍考》及任应秋主编《中医各家学说》，则认为其为"吴江人"。

认为张璐父子是长洲籍的说法，见于《清史稿》："张璐，字路玉，自号石顽老人，江南长洲人……子登、倬，皆世其业。"《清史稿》资料的主要来源是地方志。查道光、同治年间《苏州府志》，均载"张璐，字路玉，号石顽老人，长洲人"。民国《吴县志》在张璐条下又载："长子登，字诞先……次子倬，字飞畴。"地方志为一方一邑之志，一般以直接材料为依据，其内容翔实可靠。如道光《苏州府志》关于"张璐传"的材料，即来源于"家述"（直接采访的材料）。

认为张璐父子是吴江籍的说法，最早见于《四库全书总目·子部·医家类》："璐，字路玉，号石顽，吴江人""登，字诞先，吴江人""倬，字飞畴，吴江人"。此后，谢观、丁福保、日人丹波元胤等，悉宗其说。现代出版的《中医大辞典·医史文献分册》（试用本）、贾维诚的《三百种医籍录》，仍然记载张登是吴江人。

那么，张璐父子是否迁居过吴江呢？查阅乾隆、光绪年间《吴江县志》流寓部分以及吴江诸镇小志，均未发现张璐父子的名字。一般来说，像张璐父子这样有名的医家，又有医学著作传世，若曾迁居吴江的话，吴江的方志是不可能遗漏的。又，张璐的《张氏医通》中称"吴门张路玉先生撰述"，朱彝尊序称："长洲张路玉所撰"。吴门泛指苏州城内及城郊。长洲县在唐代由吴县分里，以郡城（苏州城）为界，东属长洲，西属吴县，县署均在郡城内，故苏州城中的一部分属长洲。凡居住在郡城中的，都可称吴门。据考，张璐的侄子张大受居匠门，人称匠门先生。匠门即相门，相门在苏州城东，正是长洲县属。张璐与大受系嫡亲伯侄，照例应居于一地。如是，则张璐乃相门人。

故称张璐为长洲人可，称吴门人亦可，其籍贯则为长洲县（今属苏州）。综上所述，关于张璐父子的籍贯，《四库全书总目》的说法是值得商榷的。今据《清史稿》、地方志等，应予以更正。

（二）卒年考证

张璐生于明万历四十五年（1617），《张氏医通》自序所言"余生万历丁巳"可以为证。有关张璐的卒年，史料均无确切之记载，参考其他文献，各种说法也不统一。

卒于1698年说，见于杨铭鼎《中国历代名医及其著述简表》；卒于1700年说，见于《中医大辞典·医史文分册》《三百种医籍录》及俞志高《吴中名医录》；卒于1698年至1705年之间说，见于路京达等《清初名医张璐生平及著作》。今据《千金方衍义》"康熙岁次戊寅十一月既望八十二老人石顽张璐路玉序"，自叹："桑榆在望，欲作蜣螂"，则张璐于1698年11月82岁时仍在世，虽体已衰弱，但思维仍佳。再据张大受"康熙三十八年岁次己卯仲冬朔序"，即称"先伯父石顽先生"，说明张璐已于此前寿终谢世。由此可以推知张璐卒年当在康熙三十七年（1698）十一月至康熙三十八年（1699）十一月之间。

（三）生平事迹

张璐从小读书的悟性就很高，且又精通医术，文思敏捷，"诗宗晚唐"。张璐原本想步入仕途，但当时正处于明朝末年，朝纲混乱，国势倾危，张璐自叹"生遭世变，颠沛流离"，而又"乏经国济世之略"，遂"弃绝科举"，专心"性命之学"，隐居在洞庭山中十余年，精研医道，以著书为乐。张璐曾说："余自束发授书以来，留心是道。"可见他在十五岁时即对医药有浓厚的兴趣，在学习儒家经典之余，还研习岐黄之道。

到了清顺治十六年前后（1659），清政权已日趋稳定。于是，张璐"赋归田园"，专门从事行医，在繁忙的诊务活动中，积累了丰富的临床经验。他"诊病投药，必参酌古今，断以己意"，反复推论。由于数十年的不断努力和实践，终于达到了"察脉辨证，辅虚祛实，应如鼓桴，能运天时于指掌，决生死于须臾"的境界。张璐在当时的医学界有较高的声誉，被誉为

"国手"，并与喻嘉言、吴谦并称为清初医学三大家。

在同道之间，他极力反对相互诽谤和自私保守的作风，提倡广交同道，切磋医术，认为这样有"互资相长之功，切磨相向之益"。由于张璐禀性磊落，不持偏见，加上精湛的医术，故深为医林所重。当时许多医生患病或经名医治而不愈者，常邀他前往诊治。如叶天士表兄、儿科医生汪五符，患"夏月伤食"，进自拟一方，而病加重。请其舅父叶阳生治之，服其药后，病情又见危象。遂急请张璐、新安程郊倩、云间沈明生等名医会诊。然因意见不同，治疗方案争持不决。在各位医家举棋不定之时，终于"取证于石顽"。张氏审证辨脉，一剂方药后立即起效，使大家无不叹服其神技。

除著书立说外，张璐还非常重视医学教育，培养了一批较有成就的人才。除私淑及再传弟子外，已知门人就有十人之多。甚至年逾古稀，行走不便之时，仍在床边为弟子解疑答难，诲人不倦。

张璐年谱：

明万历四十五年（1617），出生于江苏省吴县一个较有名望的家庭。

明崇祯五年（1632）十六岁。在学习儒家经典之余，还研习岐黄之道。明末，曾参加科举考试，并获功名，未能致仕。

明崇祯十七年、清顺治元年（1644）二十八岁。开始撰写《张氏医通》。因避战乱，息居"灵威丈人之故墟"15年（今吴县洞庭西崇山峻岭灵屋洞一带）。其间整理医学笔记盈箧，名曰《医归》。

清顺治十八年（1661）四十五岁。离开西山，赋归故园苏州。

清康熙元年（1662）四十六岁。《伤寒缵论》《伤寒绪论》成书。

康熙三年（1664）四十八岁。将《医归》内容重新整理，草创甫成。

康熙六年（1667）五十一岁。《伤寒缵论》《伤寒绪论》二论刊行。长子张登著有《伤寒舌鉴》1卷刊行。次子张倬，著有《伤寒兼证析义》1卷刊行。

康熙二十八年（1689）七十三岁。鉴于医界流弊陋习、异端玄说，著成脉学专著《诊宗三昧》1卷。

康熙三十四年（1695）七十九岁。其学术思想之代表作《张氏医通》以及药学专著《本经逢原》刊行于世。

康熙三十七年（1698）八十二岁。完成了《千金方衍义》编著。

康熙三十七年（1698）十一月至翌年1699年十一月之间，卒。

（四）张璐的家族背景

张璐出生于江苏苏州一个比较有名望的家族。他的弟弟汝瑚在《张氏医通》序中说："家昆路玉氏，昆之望族，故明廉宪少峰公之孙光禄烈愍公嫡侄。"张璐的祖父张少峰在明代做过按察使。叔叔张振德，字秀修，昆山人，万历丙辰以乡贡谒选为叙州兴文县令。天启初崇明叛乱，张振德领兵作战，兵败城破后以死赴难，妻女仆人九人都投火自焚，家童也都在作战中死去，只有次子幸免于难。熹宗听闻此事后，赐封光禄卿，追谥烈愍公。

张璐出身当地望族，良好的家境使他幼年时接受了良好的教育。其自幼聪颖好学，勤勉读书，博贯儒业，旁通医术。张璐本想与天下的读书人一样，攻读举子业，然后步入仕途。然而时值明朝末年，朝政混乱，国势倾危，后又逢甲申世变，社会动荡，张璐为躲避战乱，迁居"灵威丈人之故墟"（今苏州洞庭西山林屋洞一带）。西山是太湖中的一座孤岛，张璐在此居住了15年之久。在此期间，张璐完成了思想观念与人生道路的转变，即弃绝科举，致力于性命之学。他一方面搜览了大量医学著作，一方面对方药做了长期的临床考察与验证。

张璐的弟弟有汝瑚、曾余。汝瑚在康熙三十二年（1693）为《张氏医通》作序。《张氏医通·诸气门上·痞满》中曾论及："家弟曾余，虽列贤书，最留心于医理。弟妇郑氏，乃世传女科中山之女，昆弟俱为时医。"可见，张璐的同辈中都是业儒兼习医者，具有良好的家学氛围。

张璐的妻子是同县的顾氏，内兄叫顾九玉，内弟叫顾元叔。"九玉颁诏假道归吴，中暑胸痞颅胀，璐与清暑益气、半夏泻心法，三剂见效。"（见《张氏医通·卷三·痞满案》）"元叔溺血茎疼，不时举发，璐予六味合生脉，用河车熬膏代蜜，丸服而痊。"（见《张氏医通·卷五·溲血案》）内侄叫顾惠吉，也以行医为业。曾向张璐借得《痘疹》一册，借了很久也没归还，最后就遗失了。后来经张璐之子参补，始成完璧。（见《张氏医通》自序）。

张璐有4个儿子：登、倬、以柔、讷。长子张登，字诞先，从事医学行业，著有《伤寒舌鉴》1卷，刊于康熙六年（1667）；又曾与弟张倬共同修订张璐《伤寒缵论》并《伤寒绪论》各2卷。次子张倬，字飞畴，也是从事医学行业，著有《伤寒兼证析义》1卷，刊于康熙六年（1667）；除与登兄参订《伤寒缵论》《伤寒绪论》二论外，还编辑过《张氏医通》的"目科治例"内容。同时，《张氏医通》收载医案中，有飞畴治验117例，可见张璐对其非常器重。三子以柔，字安世，监生，儒学修养很高，并且也专注于医学，撰写"痘疹心传"一篇，编入《张氏医通》，弥补佚缺之憾。康熙乙酉年（1705）四月南巡，经过吴地，以柔觐见康熙皇帝，恭进张璐的遗书，深受康熙皇帝喜爱，命令太医院校勘，放置在南燕殿。四子张讷，字逊言，与登、倬、以柔各位兄长并见于《张氏医通》参订者的序列。

张璐侄子张大受，字日容，长洲人，康熙四十八年进士。居住在吴郡之干将门（又名匠门），人称匠门先生（见《碑传集·张学政大受小传》）。康熙三十八年（1699），为《张氏医通》一书作序。

张璐故居的考证比较少，可能在相门一带，但尚需进一步的考证。

三、从医经历

张璐自幼聪颖，读书悟性很高，长大后博通儒业。胡周燕，字其章，太仓人，明崇祯庚辰进士。根据胡周燕《张氏医通》序称"年家张子璐玉"（封建科举制度中同榜登科者互称"年家"）；又根据张以柔《进医通疏》称"故父臣张璐"，可见张璐在明末曾参加科举考试，并获功名，只是未能致仕而已。

甲申（1644）世变，清取代了明，张璐时年二十八岁，因避战乱，息居"灵威丈人之故墟"（今吴县洞庭西崇山峻岭灵屋洞一带）。该地处于苏州西南百里，乃太湖之中孤岛。张璐在洞庭西崇山峻岭深居达15年，潜心钻研医药，著书为乐。他一方面搜览了大量的医学著作，一方面对方药也作了长期的考察与验证。如《张氏医通》张大受序云："专心医业之书，自岐黄讫近代方法，无不搜览；金、石、鸟、兽、草、木，一切必辨其宜，澄思忘言，终日不寝食，求析其得心应手。"至顺治十八年，时年四十五岁时离开西山，重回故乡。其间整理医学笔记盈篋，名曰《医归》。

张璐回到苏州，交友极为广泛，近者昆沪，远则徽浙，慕名与交者，大有人在。如当时名医叶阳生、程郊倩、李修之、沈朗仲、尤生洲、马元仪、王公俊、吴雨公、郑月山、汪缵功等，都与张璐有往来，共同研究医学问题。

回到苏州后的张璐年近半百，但医学经验和理论相当丰富，此时他已经将主要精力放在著书立说方面。康熙甲辰（1664），张璐将《医归》内容重新整理。康熙丁未（1667），张璐将《医归》中的《伤寒缵论》《伤寒绪论》刊行。康熙二十八年（1689），张璐鉴于医界流弊陋习，异端玄说，著成脉学专著《诊宗三昧》1卷。康熙三十四年（1695），张璐七十九岁高龄，达到其医学生涯的顶峰阶段。其学术思想之代表作《张氏医通》以及药学专著《本经逢原》刊行于世。康熙三十七年（1698），张璐年已八十二岁高龄，完成《千金方衍义》的编著工作，并序之曰："夫长沙为医门之圣，其立法诚为百世之师。继长沙而起者，唯孙真人《千金方》可与仲圣诸书颉颃上下也"，乃"汇取旧刻善本，参互考订，逐一发明，爰名曰《千金方衍义》"。

张璐

著作简介

张璐一生，伤寒虽宗方有执、喻嘉言二家，却未因此而忽略对温热的研究；杂病取法朱丹溪、薛立斋、张景岳、王肯堂等，亦不偏倚而独守一家之藩篱。如研究伤寒，既宗方、喻，又不囿于两家关于风伤卫、寒伤营、风寒两伤营卫的"三纲鼎立"之说，而能在"三纲"基础上，把太阳病分成6个类型，进一步加以阐发。其于杂病，也务求在散漫纷繁之中寻出条理，使之贯通而不致杂乱。其生平著述较多，有《张氏医通》《伤寒缵论》《伤寒绪论》《本经逢源》《伤寒兼证析义》《诊宗三昧》《千金方衍义》等。其中，以《张氏医通》最为称著。

一、《伤寒缵论》《伤寒绪论》

《伤寒缵论》《伤寒绪论》成书于清康熙元年（1662），是张璐研究《伤寒论》30年之心得。缵者，祖张仲景之论；绪者，理诸家之纷纭而澄清之。张璐认为，当时张仲景书衍释日多，张仲景之意转晦，故作此二书，拟在纠偏的同时，亦可补盖张仲景之法。

张璐在《伤寒缵论》《伤寒绪论》书中，提出了"寒温分论"的观点，是对张仲景治法的补充和发展，旨在纠正后人以伤寒法混治温病的偏颇，并且为温病学派最终脱离伤寒的框架，奠定了基础，因而有非常重要的价值。张璐本着切于实用的原则，摒弃炫人耳目的玄说，释语质朴，言简意赅，令人涵泳不尽。张璐研究伤寒本于临床实践，对前人不正确的论述予以批评指正，使后学不致以讹传讹。

《伤寒缵论》，分上、下两卷。基于张仲景《伤寒论》而重分其例，对原文予以注释。张璐认为，"仲景书不可以不释，不释则世久而失传；尤不可以多释，多释则辞繁而易乱。"（《伤寒缵论》自序）此书采用喻昌《尚论篇》及各家之注为之发明，并参以作者己见而重新排纂。凡认为王叔和编纂失序处，一一次第。详六经、明并合、疏结痞、定温热，暨痉、湿、暍等似伤寒者，分隶而注释之。上卷，太阳病分三篇，阳明病分两篇，少阳、太阴病各一篇，少阴病分两篇，厥阴病一篇。下卷，又分藏结、结胸、痞、合并病、温热、痉、湿、暍等杂病，各自为篇。本书凡例，先载原文，次附注释，末录正方 113 首。其所编次第，虽不同于王叔和，但条理明晰，可使读者一目了然。

《伤寒绪论》，亦为 2 卷。绪者，理诸家纷纭之说，以羽翼张仲景之法，补医道之未逮。鉴于张仲景原书残缺既多，证治不备，遂驳披前人之论而补。上卷，叙述六经传变、合病、并病、三阴、中寒等四十几个证，以及诊脉、察色、辨舌等。下卷，论述发热、头痛、恶风等百余种病证。其次，分别表里证，如发热、头痛、结胸、自利之类；又分列冬温、春温、疫病及类证、挟证之辨；末录杂方 120 余首。

二、《张氏医通》

《张氏医通》，共计 16 卷。张璐从清顺治元年（1644）就开始撰写此书，至"岁乙亥，赋归故园"时初步编写完成，刊于清康熙三十四年（1695）。《张氏医通》原名《医归》，张璐将《医归》内容复加整理而成此书。清代著名文学家朱彝尊，称张璐著此书"用心切而为力勤也"。

《张氏医通》是一本以杂病为主的综合性医书，是反映张璐学术思想的代表性著作。纵观《张氏医通》全书，其治学十分重视经典理论，于临床则注重辨证论治与方药分析。张璐善于旁征博引，由博返约，汇历代明贤至论而自成一家之言。其论治血证，从人体的盛衰与阴阳的偏胜偏衰入手，指出必须针对出血的色泽、性状加以鉴别，较为深刻地揭示了血证的病机及证治规律。辨别痢疾，对于凡痢尽皆属热，恣用苦寒疏利的偏见予以纠正，对久痢之证强调温理气机一法，指出凡投黄连、大黄之类，更是逆病情而治，易致变证。

从内容看，此书还包括其次子张倬重修的"目科治例"，以及三子张以柔重辑的"痘疹心传"在内。为与时行之《韩氏医通》有别，故又称《张氏医通》。据张璐自序曰：是书初名《医归》，未及刊行，佚其目科、痘科二册，晚年命其子倬重辑"目科治例"、以柔重辑"痘疹心传"，补成完铁，改书名为《张氏医通》。

1705年，康熙皇帝南巡，张璐之子以柔将本书恭进，得旨留览，交当时的御医张璧查看，得"此书各卷原于《内经》，可比《证治准绳》"等评语，嗣后遂得刊行。全书内容以内科为主，兼及其他各科，分门分证，引历代医学文献，结合作者自己的临证实践经验加以阐述。凡是古来相传之说，稍有晦滞者，皆削而不录；其言辞未畅者，多加润色发挥。全书分内、外、妇、五官各种病证，并附验案。卷一至卷七为内科部分；卷八为五官科；卷九为外科；卷十至卷十一为妇科；卷十二为小儿疾病；卷十三至十六为方剂。以病集方，方有方解，辨析配伍。其中所辑方论，更迭出入，独不及《伤寒论》，乃因《伤寒缵论》《伤寒绪论》已先梓行世，故不复衍。本书经作者广收历览，由博返约地系统叙述，内容丰富，自刊行以后流传颇广。

三、《本经逢源》

《本经逢源》，共计4卷，刊于清康熙三十四年（1695）。此书是以《神农本草经》为基础，并参阅《本草纲目》编写而成。《神农本草经》是我国最早的药物学经典著作。张璐以《神农本草经》为主加以引申发明，凡药物性味效用、诸家治法及药物真伪优劣的鉴别，都明确而又扼要地作了叙述。本经所列药味不多，其中有些是近代绝少使用，甚至是已失传的药物；有不少为现代常用的药味，反而阙如。张璐根据这一情况，作了适当的删节与补充。

全书共收集药物七百余味，分列32部，按味阐述，便于学者熟习后得以掌握运用。此书中，卷一包括水、火、土、金、石、卤石、山草等部；卷二包括芳草、隰草、毒草、蔓草、水草、石草、苔草等部；卷三包括谷、菜、果、水果、味、香木、乔木、灌木、寓木、苞木、藏器等部；卷四包括虫、龙、蛇、鱼、介、禽、兽、人等部。由此不难看出，本书在分类上遵从《本草纲目》。凡32部中，除个别药物的排列与《本草纲目》略有出入，如本书的"玉"类等在石部，而《本草纲目》排在金石部，余者绝大部分同于《本草纲目》。在药物的选择上，亦只有极少数药物出在《本草纲目》之外，但其发明与论治绝不沿袭《本草纲目》的内容。每种药物先记其性味、产地、炮制方法及适应证，次述《神农本草经》经文，再次为发明。在发明中，或杂引各家之说，认为某医家运用的不合理之处，认为某书的记载不切实际者，均据理驳斥，予以更正。或以己之见，将各家和本人的临床经验所得，阐述其中，条理清晰，运用方便。李时珍《本草纲目》多主考订，缪希雍《神农本草经疏》颇喜博辨，本书则以发明性味、辨别功效为特色，是一部切合实用的本草学著作。

四、《诊宗三昧》

《诊宗三昧》，1卷，成书于清康熙二十八年（1689），是一部脉学专书。

本书重点阐述了 32 种脉的脉象、主病机理、预后以及相似脉的鉴别。三昧，为佛教名词，指止息杂虑，使心神平静，集中思学。张璐有"吾当以三昧也，涤除尘见"的说法，可见《诊宗三昧》的编著意图，在于纠正脉诊学方面的一些错误认识，使后学有规矩可循。脉诊是中医四诊之一，是中医医师搜集临床诊疗资料的重要手段。"切而知之谓之巧"，"巧"说明这是一个技巧，需要认真研究与探索。但脉只是一种感觉，难以用语言表述。传统中医之中，脉诊的学习是通过师徒相授，口耳相传，手手相传。有一些从儒入医者，则试图用语言文字表述脉诊的内涵，张璐的《诊宗三昧》便是其中的佼佼者。张璐脉法尤重顺逆，其在《诊宗三昧·逆顺》中指出："切诊之要，逆顺为实，若逆顺不明，阴阳虚实死生不别也。"张璐遵从《内经》脉证论顺逆之旨，吸收张仲景《伤寒论》《金匮要略》脉法及后世医家经验，汇集脉证顺逆诸例，以"逆顺"名篇，列于《诊宗三昧》。张璐认为，人身有疾，莫不见之脉络，故治疾尤要于测脉，因此作本书专明脉理。是书首论宗旨，次论医学、色脉、脉位、脉象、经络、师传、口问、逆顺、异脉、妇人、婴儿，凡十二篇。其察脉辨证之精细，与李时珍《濒湖脉学》同为佳作。

五、《千金方衍义》 🦢

《千金方衍义》，共计 30 卷。其自序云："长沙为医门之圣，其立法诚为百世之师。继长沙而起者，唯孙真人《千金方》可与仲圣诸书颉颃上下也。伏读三十卷中，法良意美，圣谟洋洋，其辨治之条分缕晰，制方之反激逆从，非神而明之，孰能与于斯乎？"千百年来，《千金要方》一直深刻地影响着中医学的发展，成为历代医家研究发掘中医药学的一个宝库。该书虽然如此重要，但由于其博大深奥，绵历 1300 余年，对其注释阐发却无一人敢于问津。唯清初张璐，乃谓"此书不为之阐发，将天下后世竟不知有是书，深可惧也"。张璐凭借一生潜心医学之体会，60年的临证经验，乃汇取善本，参考互订，撰成《千金方衍义》一书，成为历史上唯一的一位《千金要方》注家。全书依宋刻本《千金方》仍分为30卷，其中于逆从反激之法，深究而详述之，于用药过于峻利者，则又斟酌南北风气、资禀强弱而审慎用之。

《千金方衍义》成书于康熙三十五年（1696），张璐已八十二岁，这是他逝世前的最后一部大作，唯生前未及刊行。后书稿流传于清代程永培（字瘦樵）的六醴斋。乾隆五十五年，程永培授于席世臣，席氏于嘉庆五年将其刊行于世。

《千金方衍义》是仿明代赵以德《金匮方论衍义》的体例而撰。衍者，演也，演绎阐发其蕴奥义理，故名衍义。张璐对于《千金要方》研究了数十年，对于书中的方药主治进行了全面而系统的注释。他能细究幽微，三复其意，结合临证，综合分析。席世臣在序中说："张子路玉者，良工也。生平服膺是编数十年不辍，晚年始有定本。"《千金要方》的特点是方多法广，取资于不同的师承医家，注释起来，难免就事论事，随文敷衍，各云其是。但张璐却能纵横合观，详审异同，揭示全书的宏旨要义，竭力找出其主要规律。

六、其他著作

从《中医图书联合目录》及有关著述中，可见署名以张璐为主，或后人（包括国外学者）将张璐著作重予编辑整理的著作亦有数种。如：

《经验麻疹真传》：5卷。旧题"（清）张璐（石顽）著"，《中医图书联合目录》收录。上海中医药大学图书馆现藏光绪二十七年（1907）刊本。

《麻疹秘传》:《中医图书联合目录》载"《麻疹秘传》,六卷(清)张石顽、俞中和合撰,撰年未详"。现有清光绪十四年戊子(1888)刻本,藏于上海中医药大学图书馆和上海图书馆。

《医通祖方》:旧题"(清)张璐(路玉)纂述。此书《中医图书联合目录》不载。现上海中医药大学图书馆藏有"猷小云抄本"。《医通祖书》采集了大量的经方、时方,并按祖方分类方剂。每一类方剂,先列祖方,如桂枝汤,后述由祖方化裁而成的经方、时方,称为"子方",如小建中汤、黄芪建中汤、阳旦汤、阴旦汤等。子方一般含有祖方中的主要药物及某一功用,如小建中汤、黄芪建中汤、阳旦汤、阴旦汤等,均含有桂枝汤祖方之桂枝、芍药,通过药物或剂量增减,使桂枝汤解肌发汗、调和营卫、温经通脉、温中缓急等功用的某一方面得到加强,甚至产生新的功能,扩大适用范围。如:小建中汤系桂枝汤倍芍药,加胶饴,由此加强了缓急补中之力,成为寒热腹痛里急之专方。桂枝汤加黄芪、胶饴后,固表和营之力加强,故黄芪建中汤擅治虚劳感寒,发热自汗。桂枝汤解肌发汗而偏辛温,加黄芩清热,合奏辛凉发散之功,阳旦汤由此而具备"主治温脉浮、发热、项强、头痛"之功,从而扩大了桂枝汤适用范围。若外热内寒,于阳旦汤中加干姜温中而成阴旦汤,便能疏表温里。《医通祖方》通过以方类证,以方析证,示人以辨证治之法,嘉惠后学,值得研读。书中有些方剂分类欠妥。如桂枝汤只取桂枝、甘草,加茯苓、白术,成为苓桂术甘汤,后者通阳化饮,无论从功用还是从主药看,均不宜置于桂枝汤类。白璧微瑕,读者明鉴。

《五家医案》:此书《中医图书联合目录》未予收录。但载于《上海中医药大学中医图书目录》中,出版于1945年,铅印本。此书旧题"张璐等著",系近人徐衡之、姚若琴,汇集清代五大名医(张璐、喻昌、魏之琇、徐大椿、陈修园)所著书中医案,编纂而成。

《张氏医通纂要》：是日本人滕谦斋精研《张氏医通》后，"提其要，为小册子"。其子滕立顺校正再四，于安永五年（1776）刊行。

《伤寒舌鉴》：1卷。为张璐之长子张登所编。据本书自序称，本书在《观舌心法》（是继《伤寒金镜录》之后的舌诊专著，共记载137种舌诊图，原书已佚）的基础上，正其错误，削其繁芜，汰其无预于伤寒者，而参入张璐治案所记，共插图120幅，包括白、黄、黑、灰、红、紫等多种舌象图。

《伤寒兼证析义》：1卷，由其次子张倬所编。所称伤寒兼证，不拘于六经兼证范围，包括伤寒兼杂病等多种情况。作者分析中风、虚劳、内伤、宿食、头风等17种兼伤寒的病证，并以问答方式阐述伤寒兼证病因病理、证候及治法等。

张璐

学术思想

一、学术渊源 🐦

（一）伤寒"错简重订学说"

张仲景《伤寒论》一直为后世医家所珍视。宋金时期研究风气渐盛，明清则逐渐形成多种流派，以错简重订、维护旧说与辨证学说三者最具代表。张璐在伤寒学派源流上属于错简重订派。

明清时期，随着《伤寒论》的广泛流传，注家风起，诸子争鸣，注释、阐论、发挥、验证者，层出不穷，仁智互见，伤寒学术流派亦随之产生。伤寒百家争鸣，源于方有执倡言《伤寒论》的错简观。自方有执之后，至清代，围绕《伤寒论》的版本编次、精神实质等问题，诸家各张其说，激烈争鸣，任应秋教授曾将明清时期伤寒学术流派划分为重订错简派、维护旧论派和辨证论治派。

以方有执、喻嘉言为代表的诸医家为重订错简一派。他们认为张仲景《伤寒论》年代久远，历代多有讹传谬改，同时认为王叔和编集的《伤寒论》颠倒错乱严重，大倡重整考订之风，希望能恢复张仲景所著的本来面目。重订错简，首先由方有执提出。其重订方法为：削去"伤寒例"；将"辨脉法""平脉法"合二为一，并移置篇末；对六经证治诸篇大加改订，把太阳病 3 篇分别更名为"卫中风""营伤寒""营卫俱中伤风寒"；整移其余各篇条文；另在六经之外，增《辨温病风温杂病脉证并治篇》。方氏认为如此便基本恢复了张仲景所著之《伤寒论》原貌。方氏提出重订错简后，清初医家喻嘉言大为赞赏，成为最为倡和者。喻氏著有《尚论张仲景伤寒论重编三百九十七法》，并将方有执重订错简观点发挥为三纲鼎立之说，即：四时外感以冬月伤寒为大纲，伤寒六经以太阳经为大纲，太阳经以风伤卫、寒伤营、风寒两伤营卫为大纲。此外，主张重订错简的还有吴仪洛、吴谦、程应旄、章楠、周扬俊、黄元御等医家。重订错简诸家以错简为由，行重订之实。虽然这一派提出的重订错简观点未必被后世医家所接受，但他们对于风寒中伤、营卫虚实诸种病变以及仲景的立法定方思想的认识，为伤寒研究注入新风。

张璐的观点悉从方、喻，尤以喻昌（字嘉言）之说为法。在继承"六经辨证""三纲鼎立"之说的基础上，他把太阳病分成 8 个类型，并作了进一步阐述，即：风伤卫、寒伤营、营卫俱伤、风伤卫犯本、寒伤营犯本、风伤卫坏证、寒伤营坏证、营卫俱伤坏证，可以说进一步发挥了"三纲"学说。张璐父子对于《伤寒论》部分条文的方药、舌苔、兼证、症状进行补亡。同时张璐深受易水温补思想影响，也重视甘温和中，益气扶阳。张璐虽被称作为"错简派"，但并不像方有执、喻嘉言那样激烈反对王叔和，甚则斥为"仲景之罪人"。他说："嗟夫！犹赖叔和为仲景之功臣，使无叔和之集，则伤寒书同于卒病论之不传矣，何能知有六经证治乎？即《条辨》《尚论》，亦无从而下手也。"对王氏编集"伤寒例"也进行了客观公允的评价，显示出一代大医辩证看待问题的高度视野和博大胸襟。

（二）内科杂病治疗

张璐治学，撷采百家，参以己意，验之临床。在精研勤思、荟萃折中之中，不乏自己的创新和卓识。张璐之集大成之作《张氏医通》以内科杂病为主，内容非常丰富。全书包括内、外、妇、儿、五官诸科，理精法美，案佳方良，具有卓越的学术思想和很高的临床价值。

该书所引的医学文献，上自《黄帝内经》之《素问》《灵枢》，下达清初医著，参考书目达 130 种之多。书中从《内经》《金匮》等逐条出发，每种病首列《灵》《素》病机，次列《伤寒》《金匮》治例，并详以诠释，继则精选摘录历代名著。所引内容或病因病机之发挥，或诊病辨证之方法，或治法方药之纵横，这些论述，其中颇多精辟灼见。张璐尤多采朱丹溪、薛立斋、张介宾、赵献可、喻昌等论述，但并不偏倚而独守一家之言，并贯穿着自己的见解，"务在广搜历览，由博返约，千古名贤至论，流叙一堂，八方风气之疾，汇通一脉"。

张璐在杂病的研究上，溯本求源，广征博采，综合前人之说，并提出个人见解，其在血证、痢疾诸疾的论治方面，颇多心得，为后世医家所推崇。他在治疗用药上，学有所源，深受李杲、薛己、张介宾、李中梓等医家的影响，而又不摒弃朱震亨养阴之法，既注重脾胃肾命，擅用甘温调补，以扶生发之气，又强调谨审阴阳，阴亏则壮水以制阳，阳虚则培土以厚载。其论治脾胃源于东垣，不亚于东垣；其论治肾命源于薛己、介宾，而不逊之。同时，他颇注重脾胃和肾命在生理、病理上的联系，其治病方药，偏重温补，反对苦寒攻伐阳气，把温补之学从理论到实践推向一个新阶段。

二、学术特色

（一）伤寒学

张璐是明清时期《伤寒论》研究三大流派中"错简重订派"的典型代表，其伤寒学成就的主要代表作为《伤寒缵论》《伤寒绪论》二书。然而，张璐虽属"错简重订派"，但并不像方有执、喻嘉言那样激烈反对王叔和，甚则斥为"仲景之罪人"，对王叔和编集的"伤寒例"也进行了客观而公允的评价。张璐在《伤寒缵论》《伤寒绪论》两书中，承前启后、博采众长、继往开来，在外感病诊治、《伤寒论》原文研究等方面，都提出了独到的见解。

张璐在《伤寒缵绪二论自序》中说，鉴于"古来讲仲景氏之学者，历代不乏名贤，衍释仲景之文日多，而仲景之意转晦"，因而"盖三十年来，靡刻不以此事为萦萦焉。后得尚论条辨内外诸编，又复广求秘本，反复详玩……久之忽有燎悟，始觉向之所谓多歧者，渐归一贯"，著成"伤寒缵、绪二论"。"缵者，祖仲景之文；绪者，理诸家之纷纭，而清出之。以翼仲景之法汇，明其源流，而后仲景之文相得益彰，无庸繁衍曲释，自可显然不晦，庶无负三十年苦心"。可以说，一个"缵"字、一个"绪"字，全面概括了张璐研究《伤寒论》的心得，也是其"错简重订派"学术思想特点的具体表现。故研究《伤寒缵论》《伤寒绪论》，有助于全面、深入地了解张璐的学术思想，并且对于研究伤寒学说亦大有益处。

1. 外感病诊治

（1）寒温分论，列举治法

中医外感病学理论开始于《内经》。张仲景《伤寒杂病论》全面发展和完善了外感病学，并影响了千余年的临床应用而延续至今。张仲景所论之"伤寒"，有广义和狭义之别，广义伤寒即外感病之总称，但其详于寒而略于温。而其后一千多年中，不少医家却认为《伤寒论》麻、桂发汗之方，可以通治一切外感病，而不辨寒温之别，误治无数。所以至清代，对外感病治疗新理论的发展突破非常迫切。张璐从临床实际出发，结合刘河间、王安道等前贤的论述，对张仲景学说不盲从，大胆质疑，首次提出对狭义伤寒与温病进行区分，为后世温病学派进一步创立温热类疾病的辨治体系奠定了基础。

首先，从病因、感邪途径及发病不同进行区分。认为伤寒是由于感受寒邪，感而即发；而"温病自内而发"，即"凡温病之热，咸从内而发于表"。伤寒始于太阳，见"脉浮，头项强痛而恶寒"，按六经次第传变；而温病常在少阳和少阴，"凡温之发，必大渴、烦扰、胁满、口苦，不恶寒、反恶热，脉气口反盛于人迎"，两者大不相同。因此，治法亦大异。伤寒乃风寒之邪外客于表，首现太阳，故当辛温发汗；阳明，以白虎、承气；少阳，小柴胡等。而温病治法，则"最忌辛温发汗，发汗多致不救也"。又言"大抵治瘟病热病，无正发汗之理，盖其邪自内达外，无表证明矣。若果证显非时暴寒，恶寒头痛，而脉浮紧者，亦不可纯用表药"。驳斥了"以热治温"外感病诊治理论的狭隘之处，并提出"辛凉解热"的治疗大法。选方上，张璐认为"黄芩汤乃温病之主方"；辛平解散法，如香苏散、参苏饮治非时感冒，白虎汤加苍术治湿温；辛平发散之剂治温病，如葛根葱白汤、栀子豉汤、黄芩汤等；若邪已入里，宜双解散、三黄石膏汤、三一承气汤等方。以大解热毒之法治温毒，如三黄石膏汤、人参化斑汤、犀角大青汤、犀角地黄汤等方。同时，对温毒、瘟疫等都做了详细的论述，列举了具体治疗方法。

张璐从根本上区分了伤寒和温病在治疗大法上的不同，对温病学说的创立和发展起到了非常重要的作用。

（2）重视舌诊，完善诊断

"外感重舌，杂病重脉"。验舌法在外感病诊治中有着不可忽视的重要意义，张璐对舌诊提出了较多的真知灼见，为诊断治疗提供了更全面的依据。

在伤寒方面，张璐指出："伤寒之邪在表，则苔不生；邪热传里，则苔渐生，自白而黄，黄而黑，黑甚则燥裂矣。"形象地叙述了疾病传变规律与舌苔变化的关联，并对白苔、黄苔、黑苔等不同舌苔，进行了细致的描述。还对各种舌象原理进行阐述，并提出针对不同舌象应采用不同主方。如白苔邪伤气分者，张仲景提出只宜和解，禁用攻下。而张璐则辨证更细，他提出："若温病热病，出现热昏愦躁渴的症状，舌正赤而有白滑苔，即当用白虎汤汗之。时疫初起，舌上白苔如积粉者，达原饮解之……虽中心黄黑而滑润，边白者，此为表证未尽，伤寒则大柴胡两解之，温热时疫则凉隔散或白虎合承气攻下之……至于能食自利，而白苔滑者，为脏结，难治也，黄连汤、连理汤、备急丸选用，间有得生者。"

张璐系统描述了舌苔对辨证与治疗的影响与作用，对促进后世温病学派完善辨舌理论，起到了抛砖引玉的作用。

（3）阐发传变，传承发挥

关于外感病的传变规律，张璐秉承质疑求真的科学态度，在继承前贤的基础上加以阐发，对一些存疑观点提出了自己的见解。

张璐对宋代韩祗和《伤感微旨论》中提出伤寒传足经不传手经的观点持怀疑的态度，因而提出"六经传变，不只传足经，也传手经"的观点。认为伤寒传足经，是因为邪气还在经络，尚未到达脏腑。但如果邪入脏腑，则不可谓之独在足经。具体有循经传、越经传、表里传等；有传遍六经、有传至二三经而止者等。

张璐不仅继承张仲景伤寒六经传变的观点，又借鉴吴又可瘟疫之邪表里九传之说，论述外感热病邪正斗争的传变规律。如张璐说："凡温病热病，营未交者可治，阴阳交者必死。夫所谓营未交者，言营分热毒之色，未交遍于卫分也。"有言"所谓阴阳交者，言阴阳交互，邪胜正负，毒邪亢盛，反逼正气为汗也。"张璐以上论述，不仅揭示了外感热病的邪正相争规律，也为认识温病卫气营血传变提供了思路。此外，还提出"伏气温病必先见少阳证，热病多兼有包络三焦病证，时行疫疠则随其岁气犯虚经"的观点。

2.《伤寒论》研究

张璐研究《伤寒论》历30余载，他对历代注家的多歧不一深有感触。其积30年之所成，完成《伤寒缵论》《伤寒绪论》两书。张璐在编次释义方面，受方有执、喻昌的影响，得方有执《伤寒论条辨》、喻昌《尚论篇》之后，反复玩味，"忽有燎悟，觉向之所谓多歧者，渐归一贯"。

（1）秉承"三纲"，虚实辨证

张璐在方有执、喻嘉言"风伤卫、寒伤营、风寒两伤营卫"三纲鼎立学说基础上，把太阳病分成8个类型，并作了进一步阐述，即：风伤卫、寒伤营、营卫俱伤、风伤卫犯本、寒伤营犯本、风伤卫坏证、寒伤营坏证、营卫俱伤坏证。这种分法虽不全面，但比"三纲"之学说可谓迈进一大步。

其研究伤寒，秉承"三纲"的重要观点，即强调"阴阳传中"为其纲要，三阳为表，三阴为里，传经属热，直中属寒。首辨阴阳传经与直中，再析六经中属何经，属何脏腑，以及分析表里寒热，进行辨证，因而能纲举目张。对于《伤寒论》的六经分证，张璐认为，在太阳初病之时，可分为风伤卫、寒伤营、风寒兼伤营卫三证；风伤卫用桂枝汤，寒伤营用麻黄汤，风寒两伤营卫则用青龙汤。

但张璐论治伤寒，又同时注重虚实辨证，对"伤寒以攻邪为务，杂病以调养为先"的见解重新释义。张璐认为，若固守此法，必将导致治疗伤寒一切虚证、坏证，不敢用补；治疗杂病一切表证、实证，不敢用攻的弊端。因此，他主张"治伤寒之法，全在得其纲领"。

（2）实事求是，删繁从简

张璐极其重视《伤寒论》，但历时经久，后世难免曲解，反晦原书本意。因此他说："仲景书不可以不释，不释则世久而失传；尤不可以多释，多释则辞繁而易乱。"如注"阳明病，若能食名中风，不能食名中寒"，张璐曰："风为阳，阳能消谷，故能食；寒为阴，阴不能消谷，故不能食。盖邪入阳明，已至中焦营卫交会之处，浑然一气，似难分辨，唯能食不能食差有据耳。"此处注释，简明扼要地对阳明病证中中风与中寒的能食与不能食的原因加以分析，并阐述了阳明病较难分辨的因素。再如，注"脉浮紧者，法当身疼痛，宜以汗解之，假令尺中迟者，不可发汗，何以知其然，以营气不足血少故也"，张璐曰："尺中脉迟，不可用麻黄发汗，当频与小建中和之。和之而邪解，不须发汗；设不解，不妨多与。俟尺中有力，乃与麻黄汗之可也。"此处注释表证脉象浮紧者，在尺中脉迟时，为何不可单用发汗法，也是深入浅出地进行了分析。

总之，张璐注释《伤寒论》条文时，可以用"不谈玄理，实事求是，直求本源"，12字来概括。

（3）严谨治学，不循旧说

张璐服膺方有执之《伤寒论条辨》和喻嘉言的《尚论篇》，但并不盲从。他指出并批评前人不正确的论述，以免使后学以讹传讹。

如张璐注释"太阳中风，脉浮紧，发热恶寒，身疼痛，不汗出而烦躁者，大青龙汤主之。若脉微弱，汗出恶风者，不可服，服之则厥逆，筋惕肉瞤，此为逆也，以真武汤救之"，提出"《宗印》无后六字，世本作大青龙汤主之，今依尚论改正。"此处，张璐就"《宗印》无后六字"，大胆提出自己根据《尚论篇》而得出的观点。注释"阳明病，谵语有潮热，反不能食者，胃中必有燥屎五六枚也，宜大承气下之。若能食者，但硬尔"，提出"宜大承气汤下之"，旧在"但硬尔"下，但今正之。

其他，如张璐在论述治疗鼓胀用鸡矢醴时，指出方剂源自《黄帝内经》，组成唯鸡矢一味，"骟鸡矢白但与陈米喂养，勿与杂食，则矢干有白，世本有加大黄、桃仁者大谬"，直接阐明当时使用的方子组成有误。可见他对旧说敢于提出质疑，并指明依据，言辞果断。张璐还认为，六经证不仅有足经证表现，也有手经证表现，辨六经传足不传手之非。他指出："六经证，人悉知为足经，不知有手经证间出也。伤寒初受病时，头项痛，腰脊强、恶寒，足太阳也；发热面赤，恶风，手太阳也；目疼鼻干，不得卧，足阳明也；蒸热而渴，手阳明也；胸胁满痛，口苦，足少阳也；耳聋及痛，寒热往来，手少阳也；腹满自利而吐，足太阴也；口干津不到咽，手太阴也；脉沉细，口燥渴，足少阴也；舌干不得卧，手少阴也；耳聋囊缩不知人，足厥阴也；烦满厥逆，手厥阴也。伤寒以冬月寒水主令，故受病必先巨阳，若夫非时暴寒，亦必随时伤犯，与夫时行疫疠，随其岁气而犯虚经。"（《伤寒绪论·总论》）；其次提到："按《灵枢》十二经脉，转注如环，岂有六经传变，只传足经，不传手经之理！"（《伤寒绪论·总论》）张璐指出外感病中常见咳嗽气逆，是手太阴肺经见证；表里热极，神狂志乱，又当责之手少阴心、手厥阴心包经，这些都是手经的病变。由此可见"传手不传足"之说，实属非理。

这些都说明张璐不盲从前人，谨严不苟，足以体现作为一代大家的素养。

（4）辨证灵活，见解新颖

张璐在其著作中，始终贯穿了辨证论治这一精神，并提出诸多独到见解。

如在解释"烦躁"这一症状时，青龙汤与茯苓四逆汤条都有此证。张璐指出其辨证关键是汗出与否。"夫不汗出之烦躁，与发汗后之烦躁，毫厘千里。不汗出烦躁，不辨脉而投大青龙，尚有亡阳之变，是则发汗后之烦躁，即不误在药，已误在汗矣。"此处是对不汗出和汗出时出现烦躁症状的差别进行辨证分析。

对于厥阴病篇的麻黄升麻汤证，张璐认为"此证之始，原系冬温，以其有咽痛下利，故误认伤寒里证而下之，致泄利不止，脉变沉迟，证变厥逆"，谓"以此汤裁去升、知、冬、芍、姜、术、桂、苓，加入葛根、羌活、川芎、杏仁、白薇、青木香，以治风温，总不出此范围也。"对于"少阴病，得之二三日以上，心中烦不得卧，黄连阿胶汤主之"，张璐认为本条所述实则是温病，对冬温和伤寒里证进行辨证。他说："少阴病二三日以上心烦，知非传经邪热，必是伏气发温，故二三日间便心烦不得卧。"并指出黄连阿胶汤"本治少阴温热之证……与阳明腑实用承气汤法，虽虚实补泻悬殊，而祛热救阴之意则一耳。"张璐论述太阳病误治变证，如"太阳病发汗，汗出不解，其人仍发热，心下悸，头眩，身𥆧动，振振欲擗地者，真武汤主之"，认为这条是为误用大青龙汤，因而致变者立法。故而提出："汗出虽多，而热不退，则邪未尽而正已大伤；况里虚为悸，上虚为眩，经虚为𥆧，身振振摇，无往而非亡阳之象，所以行真武把关坐镇之法也。"

在注解温病热病治法时，指出："凡温病热病，营未交者可治，阴阳交者必死。夫所谓营未交者，言营分热毒之色，未交遍于卫分也。而《类经》误释为邪犹在卫，未交于营，其气不深，意谓热病之邪，亦如伤寒自表传里也。"此处亦提出了独到的见解。

张璐深厚的医学功底和灵活的辨证能力，在论述注解中表现无疑，发前人所未发，后学当习之。

综上所述，张璐作为清初一位卓越的医学大家，对于清代中医学，特别是伤寒学、温病学发展，产生了深远的影响，他所著的"伤寒缵、绪二论"，亦颇有研究价值。

（二）治疗学

张璐治疗学的成就，集中体现在《张氏医通》一书。《张氏医通》的内容，包括内、外、妇、儿等诸科，具有较高的临床价值，为后世医家所重视。张璐广征博采，上自《黄帝内经》之《素问》《灵枢》，下达清初医著，融会贯通，而提出己见，成一家之言。

1. 引经据典，博通诸家

张璐云："读古人之书须要究其纲旨，以意显之，是谓得之；若胶执其语，反或窒碍，岂先哲立言之过欤？"张璐非常重视阅读医家经典古籍，其博采众家之长，不偏执于一家学说。而且他强调不能只停留于文字的表面意义，要挖掘古书中的内涵深意，不能因自己的曲解而导致古代贤人的过失。所以《张氏医通》在各种病证之前，都先列《黄帝内经》病机分析及《金匮要略》治法等，并加以释义，以明其旨，且多夹以己见。如解《内经》之"少火"与"壮火"，以为"火在丹田之下端，是为少火，少火则生气。离丹田而上者是壮火，壮火则食气，食气之火是为邪火；生气之火，是为真火。故少火亢极，则为壮火"。此处，对"少火"与"壮火"的见解颇为新颖。

张璐除通晓各家理论之外，擅长引用经典。张璐所引，多属精彩之论。如论痛证时，引张介宾曰："后世治痛之法，有曰诸痛属实，痛无补法者；有曰通则不痛，痛则不通者，有曰痛随利减者，互相传授，皆以为不易之定法。不知形实病实，便闭不通者，乃为相宜；或形虚脉弱，食少便泄者，岂容混治。"论虫证时，引《仁斋直指方论》云："血入于酒则为酒鳖，血凝于气则为气鳖，败血杂痰则为血痰；掉头掉尾，上侵胃脘，食人脂膜，或附胁背，或隐胸腹，唯芜荑炒煎服之，然必兼养胃益血理中，乃可杀之。若徒用雷丸、锡灰，不能去之。"如论虚劳引李士材《病机沙篆》云："古称五劳七伤，六极二十三蒸，证状繁多，令人眩惑，但能明先天、后天二种根本之证，无不痊安……或补肾而助以沉香、砂仁，或扶脾而杂

以山药、五味，机用不可不活也。"又如，解《素问》"五脏六腑皆令人
咳"，云："岐伯虽言五脏六腑皆令人咳，其所重全在肺胃，而尤重在外内合
邪四字，人身有外邪，有内邪，有外内合邪，此云五脏之久咳乃移于六腑，
是指内邪郁发而言，若外入伤肺合而咳，原无脏腑相移之例也。"其所论述
颇有见地，对感受外内合邪之咳，提出自己的观点。再如，释《金匮要略》
之"咳而上气，喉中水鸡声，射干麻黄汤主之；咳而脉浮者，厚朴麻黄汤
主之；咳而脉沉着，泽漆汤主之"，曰："上气而作水鸡声，乃是痰碍其气，
气触其痰，风寒入肺之一验耳。发表、下气、润燥、开痰四法，萃于一方，
用以分解其邪。若咳而脉浮，则外邪居多，全以散邪为主，用法即于小青
龙汤中除去桂枝、芍药、甘草，加厚朴、石膏、小麦，仍从肺病起见。以
桂枝之热、芍药之收、甘草之缓，概示不用，而加厚朴以下气，石膏以清
热，小麦以引入肾中，助其升发之气也。若咳而脉沉，为邪在营气，即肺
之里也。热过于营，吸而不出，其血必结，血结则痰气必外裹，故用泽漆
之破血为君，加入开痰下气，清热和营诸药，俾坚叠一空，元气不损，制
方之妙若此。"此处之方解令人豁然开朗。张璐如此引经据典，其他如对中
风、疟证等诸证的见解，均拨云见日，师古而不泥古，使人大开眼界。

2. 善用古方，灵活创见

张璐善用古方，疗效非凡。如《张氏医通》中医案："牙行陶震涵子，
伤劳咳嗽失血，势如泉涌，服生地汁、墨汁不止。张璐门人予用热童便二
升而止，邀张璐诊之，诊得脉弦大而虚，自汗喘乏，至夜则烦扰不宁，遂
与当归补血汤四帖而热除。但患者时觉左胁刺痛，按之辘辘有声，认为系
少年喜酒负气，常与人斗狠所致，与泽术麋衔汤，加生藕汁调服，大便即
下累累紫黑血块，数日乃尽。后与四乌鰂骨一蘆茹为末，分四服，入黄牝
鸡腹中煮啖，留药蜜丸，尽剂而血不复来矣。"此医案中，张璐以泽术麋衔

汤治酒风，以四乌鲗骨一藘茹丸治血枯，两方皆出自《内经》，因药证相符，而获效颇良，可谓运用《内经》方之经典。

除擅长运用《内经》方外，张璐亦喜用张仲景之方。如："治一孕妇，素禀气虚多痰，怀妊三月，因腊月举丧受寒，遂恶寒不食，呕逆清血，腹痛下坠，脉得弦细如丝，按之欲绝。与生料干姜人参半夏丸二服，不应。更与附子理中，加苓、半、肉桂调理而康。"并曰："举世皆以黄芩白术为安胎圣药，桂附为堕胎峻剂，孰知反有安胎妙用哉！盖子气之安危，系于母气之偏性。若母气多火，得芩连则安，得桂附则危。务在调其偏性，适其寒温，世未有母气逆而胎得安者，亦未有母气安而胎反堕者。所以《金匮》有妊娠六七月胎胀腹痛恶寒，少腹如扇用附子汤温其脏者。然认证不果，不得妄行是法，一有差误，祸不旋踵，非比苓术之误，犹可延引时日也。"又如，"治一女患虚羸寒热，腹痛里急，自汗喘嗽三月余，屡更医药不愈，忽然吐血数口。前医邀张璐同往诊。候其气口，虚涩不调，左皆弦微，而尺微尤甚。令与黄芪建中加当归、细辛。"前医曰："虚劳失血，曷不用滋阴降火，反行辛燥乎？"张璐曰："不然，虚劳之成，未必皆本虚也，大抵多由误药所致，今病欲成劳，乘其根基未固，急以辛温之药提出阳分，庶几挽前失；若仍用阴药，则阴愈亢而血愈逆上矣。从古治劳，莫若《金匮》诸法，如虚劳里急诸不足，用黄芪建中汤原有所祖，即腹痛悸衄，亦不出此，更兼内补建中之制，加当归以和营血，细辛以利肺气，毋虑辛燥伤血也。遂与数剂，血止。次以桂枝人参汤数服，腹痛寒热顿除。后用六味丸，以枣仁易萸肉，间或进保元、异功、当归补血之类，随证调理而安。"以上两例病案均为成功运用张仲景方的典范。故张璐云："余治虚劳，尝屏绝一切虚劳之药，使病气不陷入阴分，深得《金匮》之力。"可见张璐对张仲景方的研究与应用极有心得，并推崇备至。

张璐对其他古方亦知之甚详，临床应用，信手拈来，疗效恢宏。如"治吴江郭公，每岁交秋则咳，连发四载，屡咳痰不得出则喘，至夜坐不得卧，咳剧则大便枯燥有血。今仲秋咳嗽气逆又作，曾服越婢汤，嗽即稍可，数日间堂事劳心，复咳如前，后遍请诸医，治之罔效。遂求诊于张璐，诊之两尺左关弦数，两寸右关涩数。弦者肾之虚，涩者肺之燥，夏暑内伏肺络，遇秋燥收之令而发为咳嗽也。遂曰：公本东鲁，肾气素强，因水亏火旺，阴火上烁肺金，金燥不能生水，所以至秋则咳，咳剧则便燥有血，肺移热于大肠之明验也，合用《千金》麦门冬汤除去半夏生姜之辛燥，易以葳蕤、白蜜之甘润，藉麻黄以鼓舞麦冬、生地之力，与越婢汤中麻黄、石膏分解互结之燥热同一义也"。郭公曰："前医咸诋麻黄为发汗重剂，不可轻试，仅用杏仁、苏子、甘、桔、前胡等药，服之咳转甚，何也？"张璐曰："麻黄虽云主表，今在麦门冬汤中，不过借以开发肺气，原非发汗之谓。麻黄在大青龙汤、麻黄汤、麻杏石甘汤中其力更峻，以其中皆有杏仁也。杏仁虽举世视为治嗽之通药，不问虚实浑用，然辛温走肺，最不纯良，耗气动血莫此为甚，熬黑入大陷胸丸，佐甘遂等搜逐结垢，性味可知。郭公以为然，连进二剂，是夜便得安寝，次早复诊，其脉之弦虽未退，而按之稍软，气口则虚濡乏力，因与六味、生脉，加葳蕤、白蜜作汤四服，其嗽顿减。"后以此方制丸，三时恒服不彻，至秋庶无复咳嗽之虞。此类医案，不胜枚举，足显张璐学问之广博。

3. 善治杂病，识深效宏

张璐对临床各科杂病多有独特的造诣和见解，在临床治疗上，亦能取得显著的疗效。现主要就其在血证、痢疾诊治及妇科方面的学术思想作简单论述。

（1）血证

关于血证的病因病机，历代医家都十分重视火与气。如张景岳云："凡治血证须知其要，而动血之由，唯火唯气。"张璐在继承前人的基础上，结合长期的临床经验，对血证的病因病机有更深刻的认识。他认为，出血的主要原因，在于人体阴阳偏胜偏衰。即"其上溢之血非一于火盛也，下脱之血非一于阳衰也。"

张璐根据血所在脏腑、经络各自功能之异划分为三类。如：《张氏医通·诸见血症》云："其至清至纯者，得君主之令，以和调五脏，藏而不失，为养脏之血；其清中之浊者，秉输运之权，以洒陈六腑，实而不满，则灌注之血也；其清中之清者，令营周之度，流行于百脉，满而不泄，此营经之血也。"而气血同源难两分，张璐宗《灵枢·决气》所云："中焦受气取汁变化而赤是谓血。"认为气血的相互关系是"异名同类"，虽有阴阳清浊之分，总由水谷精微所化。其血与气互相调和，各司其职，阴平阳秘，则血无上溢下脱之虞。《张氏医通·诸见血症》云："经言血之与气，异名同类，虽有阴阳清浊之分，总由水谷精微所化……气主煦之，血主濡之，虽气禀阳和，血禀阴质，而阴中有阳，阳中有阴，不能截然两分。"由此可以看出，张璐对血液生理的认识，与阴阳、脏腑、经络、营卫等紧密结合。一旦脏腑功能失常，阴阳偏盛偏衰，必然会导致血出于脏腑以及不循常道而溢于脉外。

张璐认为，出血的病因主要是由于人体阴阳偏胜偏衰和脏腑之气乖逆所致。人体阴阳偏胜偏衰所致的出血，主要"缘人之禀赋不无偏胜，劳役不无偏伤，其血则从偏衰偏伤之处而渗漏焉。夫人之禀赋既偏，则水谷多从偏胜之气化，而胜者愈胜，弱者愈弱。阳胜则阴衰，阴衰则火旺，火旺则血随之上溢；阴胜则阳微，阳微则火衰，火衰则血失之统而下脱""从上溢者，势必假道肺胃；从下脱者，势必由于二肠及膀胱下达耳"。(《张氏医通·诸见血症》)因此，只有脏腑、经脉之血各有所司属，恪守其乡，才能阴平阳秘，无有上溢下脱之患矣。

张璐治血证辨证分析十分细致。张璐认为，不能笼统地从血之上溢或下脱来辨火盛阳衰，由于各脏腑的功能、所属关系和所在部位不同，导致其血证的临床特点亦有所不同。因此，还须根据脏腑特点、出血部位与出血颜色，分辨其病变脏腑及虚实寒热。他说："其上溢之血，非一于火盛也；下脱之血，非一于阳衰也。但以色之鲜紫浓厚，则为火盛；血之晦淡无光，即为阳衰。"(《张氏医通·诸血门》)提出血证症状错综复杂，应根据各脏腑功能之间的相互关系和出血的不同特点加以辨识。张璐指出："从上溢者，势必假道肺胃；从下脱者，势必由于二肠及膀胱下达耳。盖出于肺者，或缘龙雷亢迷，或缘咳逆上奔，血必上溢，多带痰沫及粉红色者。其出于心包，亦必上逆，色必正赤如珠漆光泽。若吐出便凝，摸之不黏指者，为守脏之血，见之必死。出于脾者，或从胃脘上溢，或从小便下脱，亦必鲜紫浓厚，但不若心包之血光泽也。出于肝者，或从上呕，或从下脱，血必青紫稠浓，或带血缕，或有结块。出于肾者，或从咳逆，或从咯吐，或稀痰中杂出如珠，血虽无几，色虽不鲜，其患最急；间有从精窍而出者，若气化受伤，则从膀胱溺孔而出，总皆关乎脏气也。其出于胃者，多兼水液痰涎，吐则成盘成盏，汪洋满地，以其多气多血，虽药力易到，不若脏血之笃，然为五脏之本，亦不可忽。"

其治疗衄血，医案众多。如《张氏医通·诸血门·衄血》治朱圣卿。"鼻衄如崩，三日不止，较之向来所发之势最剧。服犀角、地黄、芩、连、知、柏、石膏、山栀之属转盛。第四日邀余诊之，脉弦急如循刀刃，此阴火上乘，载血于上，得寒凉之药，转伤胃中清阳之气，所以脉变弦紧。与生料六味加五味子作汤，另用肉桂末三钱，飞罗面糊，分三丸，用煎药调下，甫入喉，其血顿止，少顷，口鼻去血块数枚而愈。自此数年之患，绝不再发。"张璐特别喜用大黄以止血，虽于血证不避肉桂、附子，而又善于配伍，这一点是难能可贵的。

张璐对于血证的主要用药特色如下：

一是解表止血。伤寒衄血，责热在表，乃太阳证失汗，邪留经中，迫血妄行而作，夺其汗则血自止，非麻黄汤汗之不解；杂病衄血，责热在里，无发散之理；暑而病吐、衄者，俱宜五苓散加茅花；风邪壅结，齿龈肿痛而衄，消风散加犀角、连翘，外擦青盐藁本末；风邪外袭，引发头风，血衄不止，用童便浸川芎一两、童便制香附二两、炙甘草半两，共为末，每服三钱，清茶调下，间用搐鼻法；风伤肠络，肠风下血，四射如溅，方用人参败毒散，不应用升阳除湿和血汤。肠风挟湿毒，下如豆汁兼紫黑瘀血，此醇酒厚味所酿之湿，脉细有寒者，升阳除湿防风汤；脉数有热者，去二术加黄连、当归、甘草。湿毒肠癖，阳明少阳证也，宜升阳益胃汤。下血虽曰大肠积热，亦当分虚实，不可纯用寒凉，必加辛散为主。

二是降气止血。气有余便是火，气降则火降，火降则气不上升，血随气行，无溢出上窍之患。降火必用寒凉之剂，反伤胃气；胃气伤，则脾不能统血，血愈不能归经。因之在治疗大衄不止，面浮肿时，用苏子降气汤，使血随气下。此方得力全在肉桂一味；衄血，或有时吐血两口，随即无事，数日又发，经年累用不愈者，小乌沉汤送服黑神散；怒伤肝木，血菀于上，使人薄厥者，沉香、木香、青皮、芍药、丹皮之属；暴怒火逆伤肝致呕血、耳衄者，柴胡疏肝散加酒大黄。

三是化瘀止血。饮食起居失节，血瘀不行，不循经络则妄行失血，行血则循经络，不止自止，反之则血凝，血凝则发热恶食，病日痼矣。活血化瘀行血是止血的主要法则。血蓄上焦者，衄，犀角地黄汤。血蓄中焦者，心下手不可近，桃核承气汤。血蓄下焦者，脐腹下肿，大便黑，抵当丸、下瘀血汤及代抵当汤，随轻重选用。跌扑损伤而致九窍出血者，频灌热童便。童便者，引血归下窍，兼有行瘀之能。跌扑而致胸腹积血不散，以童便同酒煎大黄，随轻重下之，或香壳散加童便。血蓄寒热发黄，脉弦细而伏，服补泻诸药不应，引《千金》用大黄、芒硝、归尾、桃仁、人参、桂心为散，酒服二方寸匙，藉参、桂之力以攻之。肥人多年内伤，血蓄于胃，杂以痰涎，诸药不效者，用浚血丸，祛痰瘀，培胃气。虚人瘀血，宜兼补以去其血。气虚者，桃核承气汤加人参缓攻之，或人参、白术各二两为末，桃仁一两同干漆炒，去漆研细，蜜丸弹子大，早晚细嚼一丸，醇酒下。阳虚不能制阴者，血色瘀暗如污泥，用破血峻剂、功专化血为水之花蕊石散。

四是温养止血。吐、衄过多，屡服犀角地黄汤而不止，此内虚寒而外假热，用千金当归汤，兼标本而治之；脾胃虚寒，不能统血，失其营运而失血者，黄土汤温之，或柏叶、干姜等分，加艾少许，入童便服，或大剂理中温之。健脾之阳，一举有三善：一者脾中之阳气旺，而龙雷之火潜伏也。一者脾中之阳气旺，而胸中窒塞，如太空不留纤翳也。一者脾中之阳气旺，而饮食运化精微，复生其已竭之血也。此以崇土为先，土为厚则浊阴不升，血患自息也。积劳伤脾，中气受损，出血不止，补中益气汤倍黄芪、当归；不应，归脾汤加童便、藕节。诸失血气脱者，浓煎独参汤加橘皮，益气固脱，此固之急也；补之缓者，则用玉屑膏，以人参、黄芪等分为末，白莱菔切片蜜炙，不时蘸末食之；血渴者，十全大补汤或生脉散加黄芪、葛根、杷叶；虚劳失血，宜乌骨鸡丸、巽顺丸选用；房室劳急，气竭伤肝而有干血者，四乌鲗骨一藘茹丸，兼童便、藕汁之类；阴伤出血久不止者，六味丸加五味子作汤，不效，加童便；出血日久兼见滑脱者，王荆公妙香散合四味鹿茸丸，在临床治疗上，张璐还常选用当归补血汤、四君子汤等治疗血证。

张璐治疗血证崇尚温、通，但不固执一法，而是立足于临床实际，不拒斥清热、固涩等法。如犀角地黄汤、泻心汤、十灰散等方择证而用，但谆谆告诫不可过用寒凉，其性大寒，能凝滞瘀血，须以病证虚实寒热加减。并指出误用寒凉的解救之法，即"误用凉血药，致瘀热内结，胸中作痛者，一味木香酒磨，顿服钱许立效"。至于出血证的善后调理，张璐从"心主血，脾裹血，肝藏血"的理论，主张"须按心脾肝三经用药"，方以归脾汤为主。其云："归脾汤一方，三经之药也。远志、枣仁补肝以生心火；茯神补心以生脾土；参、芪、甘草补脾以固肺气；木香者，香先入脾，总欲使血归于脾，故曰归脾，凡有郁怒伤肝，思虑伤脾者尤宜。火旺者加山栀、丹皮；火衰者加肉桂、丹皮，又有八味丸培先天之根，治无余法矣。"自此可知，张璐调治的重点在于脾。其如此简要地提出了调理血证的基本大法，为后人论治血证提供了丰富的理论与经验。

总之，张璐对血证的治疗，善用温通，重视脾胃，却又不拘泥于一法，而是立足临床实际，从整体中把握疾病的内在规律，辨证分析，药随病转，用药灵活多变。这对后世的血证理论认知和临床治疗，具有重要的指导意义。

（2）痢疾

张璐在辨别痢疾一证时，指出并批评凡痢尽皆属热，恣用苦寒疏利的偏见，强调温理气机一法。其云："盖肠澼之属，皆缘传化失职，津液受伤，而致奔迫无度，岂要恣行攻伐，以为不易之定法乎？历观时师治痢，无高下贤愚，必有橘皮、枳壳、厚朴、槟榔之属。"认为气化行则血可摄，如凡投黄连、大黄之类，更是逆病情而治，易致变证。但应该指出的是，温理

气机方法，只适宜于虚寒性之下痢，对属湿热者是不相宜的。认为痢疾有
血者，也不能都以为热，临证中应仔细辨别。若下痢有血者，则应从其血
色的鲜暗而加以区别。如血色鲜紫浓厚者，病属于热；若瘀晦稀淡，或如
玛瑙色者，便属于寒。如阳虚不能制阴而下，非温理其气则血不清，温理
气机如同"炉冶分金，最为捷法"。至于痢疾的治疗，张璐认为，除脉来滑
大数实，或夹热后重烦渴者，当与芩、连、芍药、泽泻、白头翁、秦皮之
类苦寒以疏利外，不应当恣行攻伐。因"概行疏利之法，使五液尽随寒降
而下，安望其有宁止之日"。尤其是对阳虚不能制阴之痢，他认为非以温理
其气不可。如他常用甘草、干姜，专理脾胃；用肉桂、茯苓，专伐肾邪；
对下痢初起腹痛者，常用木香、槟榔、厚朴以泄之；若饮食难进者，则用
枳实、焦术以运之；又阴气上逆，干呕不食者，则兼用丁香、吴茱萸以温
中；呕吐涎水者，常以橘皮、半夏、生姜以豁之；脓血稠黏者，则兼用葛
根、乌梅以理血；小便不通者，则用升麻、柴胡以升举中气；身热不除者，
加桂枝、白芍、生姜、大枣调和营卫；如阴气已虚，至夜发热，而腹痛增
剧者，可兼用熟地、黄芪、阿胶、当归、芍药以滋养，使阳生而阴长。如
下痢数日不已，而腹痛后重者，必须用党参、白术、升麻、柴胡等以补而
升之。由此可见，张璐治痢疾不拘泥于苦寒疏利，擅用温理气机之法。如
《张氏医通·大小腑门》曰："项鸣先尊堂，下痢血色如苋汁，服消克寒芩连
大黄之类愈甚，不时发热痞闷，六脉瞥瞥虚大，右关独显脉象，然按之则
芤，此气虚不能统血之候，予补中益气加炮姜肉桂四剂而安。"

此外，张璐对久痢、休息痢、噤口痢、痢后风、痢后呃逆等证治也深
有研究。如久痢后重，是由于中气下陷，兼挟气滞所致，当用三奇散。取
黄芪、防风相伍，开阖气机；佐枳壳下降，以破滞气。待症状改善，再用
补中益气汤治疗。如厚朴、枳实、橘皮、砂仁耗气之品，皆在所忌。噤口

痢，痢不纳食。如因邪留胃中，胃气伏而不宣，脾气因而涩滞者，香、连、枳、朴、橘红、茯苓之属；若热毒冲心，头痛心烦，呕而不食，手足温暖者，可用甘草泻心汤去大枣易生姜。若阳气不足，宿食未消，噫而不食，可用枳实理中汤加砂仁、陈皮、木香、山楂之类。若肝气乘脾者，可用戊己丸加木香、肉桂。若有火炎上冲者，可用黄连解毒汤去黄柏加枳壳、木香。治噤口痢多用黄连，因黄连苦降，治疗湿热。但如久痢口噤，因胃气虚败，治疗则非黄连所宜，应予大剂独参、理中调治。贫人无财力服人参者，可以服用乌梅大枣各数枚，效果甚好。休息痢，此证多因兜涩过早，积热未尽，加以调摄失宜，不能节食戒欲，所致时止时作。宜用补中益气汤加肉果、木香，吞服驻车丸。若阴虚多火，不能胜任升、柴、木香、白术者，驻车丸加人参、肉桂、乌梅之类。若服补中益气汤不效，反下鲜紫血块，此久风成飧泄，因风气通于肝，肝受损不能藏血所致，宜三奇汤，倍防风加羌、葛、升、柴，禁用利水破气之药。痢后风，因痢后不善调摄，或多行，或劳房，或感风寒，或受湿气，致两脚痿软肿痛，用大防风汤。痢后变成痛风，皆调摄失宜所致，补中益气汤加羌活、续断、虎骨。痢后呃逆，此乃胃气虚寒之极，最为凶险，急宜橘皮干姜汤主之。下痢而渴，误食冷物水果而哕者，理中汤加丁香十五粒，柿蒂五枚，水煎热服；兼寒热往来者，小柴胡加丁香；血痢呕哕而渴，心烦不得眠，小便不通者，猪苓汤；白痢呕哕，用五苓散，以中有肉桂可通逆气也。

（3）妇科

张璐在妇科疾患的证治上亦颇具心得，他在《张氏医通·妇人门》中，列经候、胎前、临蓐、产后等篇，专论妇科诸证。特别是他所论的产后三冲、三急、三审、不语等极为精要，颇适合于临床应用。

张璐认为产后败血上冲有三：一为冲心，其症或歌舞谈笑，或怒骂坐卧，甚者逾墙上屋、口咬拳打、山腔野调、号佛名神等神志狂乱之证。此证预后差，治疗以花蕊石散为最捷，琥珀黑龙丹亦有疗效。若虽闷乱而不癫狂的轻证，失笑散加郁金。二为冲胃，其症饱闷呕恶、腹满胀痛，治疗当以平胃散加姜、桂为先，不应可送来复丹，不拘泥于古法用五积散。若呕逆腹胀、血化为水者，以《金匮要略》下瘀血汤主之。三为冲肺，其症面赤呕逆欲死，治疗以二味参苏饮，甚者加芒硝荡涤之。此即产后之三冲。此处，张璐形象地描述了 3 种产后败血的具体症状及治疗方药，并归纳三冲为"大抵冲心者，十难救一；冲胃者，五死五生；冲肺者，十全一二"。

张璐认为，产后诸病，唯以呕吐、盗汗、泄泻为急。若三者并见则更为危急，此即产后之三急。因痰闭心窍，可用抵圣散去芍药加炮姜、茯苓治之。多汗加乌梅，慎不可用浮麦伤胃耗气；枣仁腻滑易作泄，当慎用；芍药、五味子虽酸收能敛汗，然防其阻滞恶露，故亦不可滥用。

张璐指出，凡诊新产妇之患，应先审少腹痛与不痛，以征恶露之有无；次审大便通与不通，以征津液之盛衰；再审乳汁行与不行及饮食之多少，以征胃气之充馁。此即产后之三审。其云："产后恶露，常以弥月为期，然间有六、七朝即净者，又未可以概论也。此虽产母禀质不同，而胎儿之禀赋亦异，如胎息壮盛，则气血尽归其子，瘀血自少；胎息孱弱，则气血涵养有余，瘀血必多。亦有产时去多，产后必少，产时去少，产后必多，势使然也。"因此，张璐将审少腹痛与不痛，作为辨别产后瘀血多少的重要症状。由于产后血脱津伤，因而大便容易秘结，一般五至七日后自可畅通，无需服药。若出现发热谵语，脉滑实者，当急以攻之，以救津液；若少腹硬痛，则应破瘀为先。对产后乳汁行与不行，他认为乳汁系胃气孵化，乳汁充裕与否，与胃气充盛有密切关系。若产后乳汁不行，无寒热，此营卫不调，总无所苦，宜当归内补建中汤调之，否则弥月后见寒热骨蒸，将导致蓐劳。

张璐所指产后不语，类似于西医学的产后抑郁症，多因败血停积，闭于心窍，神志不能明了，用严氏清魂散加苏木、丹参。若因心肾气虚、不通于舌，则舌强不语，宜辰砂七珍散，或人参、石菖蒲等分，不时煎服。若肾虚风热，宜地黄饮子；若肝木太过，宜柴胡清肝散，或小柴胡加钩藤；脾受木侮，宜六君子汤加升麻、钩藤；气血俱虚，宜八珍汤加菖蒲、远志，不应，用独参汤加附子一片，峻补其气，而血自生，若竟用血药，则容易误治。

张璐对其他杂病，亦有较好的认识和治疗效果。如对痰火及咳嗽的认识，指出："痰火之症观其外显之状，颇有似乎哮喘。然察其内发之因，反有类乎消中。消中由阴邪上僭，摄之可以渐瘳。哮喘由表邪内陷，温之可以暂安。此则外内合邪，两难分解，温之、燥之、升之、摄之、咸非所宜，况乎触发多端，治非一律。"强调痰火的治疗，要因病制宜，不能墨守成规。特立玉竹饮子一方，为此证之专药，根据临证变化情况灵活增减。另外在湿热上，张璐认为："昔人有云，湿热一证，古所未详，至丹溪始大发其奥，较后世得以宗之。殊不知其悉从东垣痹证诸方悟出，然其所论，皆治标之法，绝无治本之方，及仲景书至痓论中，则湿热治本之方俱在。"可见，张璐极其推崇张仲景的湿热证治，并详加分类，列举治法。还有其他各种杂病，不一而足。

4. 临证审察，善辨体质

张璐在临床治疗上善于辨别体质，常"临证审察，随其所禀之偏胜、形志之苦乐而为处方"，即"贵在临证之活法耳"。经常通过辨析患者的"禀赋""所禀""素质"，来判断阴阳气血之盛衰及体内痰湿、湿热之有无，进而推断疾病原因、确立治法及用药宜忌。这与目前中医体质理论从人体的形态结构、生理功能和心理特征等全面地辨识人体的体质状态，重视后天环境因素及生活习惯对体质类型的影响基本相似。应该讲，张璐的中医体质学思想，对当今的中医体质学研究，仍具有重要的指导意义。

（1）辨禀赋

张璐重视禀赋，他在《妇人门上·经候门》探讨无子嗣的治疗时指出："古方悉用辛热壮火之剂，若施之于气虚精寒之人，固所宜然，设概用于火旺精伤者，得不愈伐其阴乎？"提出前人对无子嗣的原因多归结为气虚精寒，却不关注人的本身体质。他认为人的禀赋不同，勇怯各异，有的因男子真火式微，有的因湿热伤精，有的因妇人胞门浊腻，有的因血海虚寒，有的因子宫枯燥。张璐关注无子嗣者的所禀和勇怯，对于气虚精寒之人，才用辛热壮火之剂。

在论及小儿鹤膝风时，认为"古方治小儿鹤膝风，用六味地黄丸加鹿茸、牛膝，其义最善"。因为小儿鹤膝风不一定是风寒湿痹所导致的，大多因为先天所禀肾气衰薄，阴寒凝聚于腰膝，故以六味丸补肾中之水，以鹿茸补肾中之火，以牛膝引至骨节而壮其裹撷之筋，这可以称为治本不治标的良法。张璐在认同喻嘉言治鹤膝风急攻其痹的基础上，认为对于小儿肾气素衰者，其鹤膝风的治疗不能局限于"风寒湿三气合而为痹"之定论，而以治本之法，调节体质为主。在论及妇人鹤膝风时，讲到若出现"先肢体筋挛，继而膝渐大，腿渐细，如鹤膝之状。若肿高赤痛者易治，漫肿不赤痛者难治，二三月溃而浓稠者易治，半载后溃而脓清者难治"，认为不可误用攻伐，应考虑到妇人禀赋，以固元气为主。

在"诸伤门"，他认为"素禀湿热而夹阴虚者"的治疗"又与寻常湿热迥殊。若用风药胜湿，虚火易于僭上；淡渗利水，阴津易于脱亡；专于燥湿，必致真阴耗竭；纯用滋阴，反助痰湿上壅。务使润燥合宜，刚柔协济，始克有赖，如清燥汤、虎潜丸等方，皆为合剂"。张璐认为，湿热而夹阴虚者多见于"高粱辈"，多为体肥痰盛之少壮人，外盛中空，加以阴虚，上实下虚。以其平时娇养，未惯驰驱，稍有忧劳，或纵恣酒色，或暑湿气交。此番论述，发扬了朱丹溪等诸前贤临床上湿热兼夹阴虚治疗的方法。

在论及难产时，张璐认为："难产之患，多缘妇人秉性执拗，怀孕之日，不检束身心，任意作为，以致气血乖违，胎孕偏著，临产之际，虽遍用催生方药，略无一验。"其常用达生散治疗妇人难产，善于随母之性禀与时会加减，服者无不应验。其族妹苦于难产，"遇胎则触而去之"。张璐"视其形弱而勤于女工，知其气虚"，于是用补母气以养胎的方法进行治疗。即母亲在妊娠 6 个月时，服用紫苏饮加补气药数十剂，这样就"得男甚快"。同时对"产中禁用人参"一说提出了自己的见解，认为产中误用人参为害者，皆是劳作躯体坚韧之人，若是素体虚弱之人，其"助力之效，非他催生药可比"，指出对产中禁用人参应该视妇人体质不同区别对待。

张璐提出，方药用量的多少，也要根据体质耐受情况而区分。对于虚羸者不耐重剂，其药量宜轻。如他用茸朱丹治肾虚火炎头痛，"强者倍加，羸者量减用之"；用"白散治寒实结胸""羸者减之"，都体现了张璐对素体虚实的重视。

（2）察肥瘦

察形体肥瘦，是张璐辨识体质的重要方法。大抵肥人多痰湿气虚，瘦人多阴虚火旺。书中多处论及"肥人""形盛之人""肥白人""肥大肉厚赤白者""苍黑肥盛之人""体肥痰盛之人""素禀丰腴""素质肥盛者""湿热肥盛之人""肥盛多痰湿者""肥盛色白痰多者""肥盛气虚者""瘦人""形瘦之人""黑瘦者""素禀清癯"等。张璐在临证时，常根据体型肥瘦，推断病因、预后，决定疾病的治疗及"治未病"方法。

他指出"妇人肥盛，阴冷者，多是湿痰下流所致""形盛色苍，肌肉坚者，必多湿多痰"。此处张璐根据体型来推断病因，认为妇女肥胖者多为湿痰之邪困扰。如对于用下法治疗"大便不通而腹中雷鸣者"，认为"肥人下后多有脱泄不止之虞；瘦人汗后，每多干燥不止之患"。此处，张璐根据体型肥瘦来推断疾病的预后，提出肥胖者和瘦弱者用泻下法和汗法后的后遗症。如以辰砂七珍散治疗产后血虚不语，注明"肥人，加半夏、茯神、僵蚕；瘦人，加当归、蝎尾、钩藤"。对于不孕的治疗，也视体型肥瘦而异，认为"肥白人不孕，多见痰湿内阻证，予导痰汤……如黑瘦多火人不孕，多见胞血枯而精被烁，四物汤易生地加芩连，养血清热"。此处根据体质肥瘦，决定疾病之治疗及宜忌，明确指出肥人和瘦人在产后抑郁症和不孕症上的不同治疗方法。张璐认为，当时湿热证的治疗"皆治标之法，绝无治本之方"。他认为肥胖之人的治疗应在未发病时，应常服调气利湿之剂，如六君子加黄连、沉香、泽泻之类，夏秋则宜清燥汤，春夏则宜春泽汤加姜汁、竹沥，使肥胖症状逐渐减轻，此谓不治已病治未病也"。此处是根据体型肥瘦而定"治未病"之法。

（3）知贵贱

知贵贱，是张璐辨证体质的重要方法，亦在推断疾病的病因、预后及确定治疗方案时，将了解患者的饮食贵贱作为重要手段。贫贱之人以藜藿充饥，富贵之人多食高粱醇酒厚味，故贫贱者与富贵者的体质相差甚远。张璐认为，高粱醇酒厚味者多为湿热体质，在治疗上要充分考虑患者的湿热因素，宜兼顾清热化湿，贫贱者则反之。因此，张璐常将之区分为"酒客""多饮人""富贵人""肥贵人""高粱本虚之人""高粱之人""高粱过厚之人""高粱逸豫""眷养柔脆之家""藜藿劳勤之人""力作劳勤躯体坚韧之人"等。

（4）审方宜

《素问·异法方宜论》论析了五方之人体质有异，张璐在继承此论的基础上有了进一步深入的认识。如在"中风门"中，指出西北为真中风，东南为类中风，为诸病开一辨别方宜大纲。故张璐认为西北之人与大江以南之人中风的治疗应有分别。因为"西北土地高寒，风气刚猛，真气空虚之人，卒为所中"，中风多为外中风；而大江以南，"天地之风气既殊，人之所禀亦异，其地绝无刚猛之风，而多湿热之气，质多柔脆，往往多热多痰，真阴既亏，内热弥甚，煎熬津液，凝结为痰，壅塞气道，不得通利，热甚生风"，多为类中风证。在治疗上，对于"真中外来风邪之候"，其治当"先以解散风邪为急，次则补养气血"；而类中风是"内虚暗风，确系阴阳两虚，而阴虚者为多"，其治疗当清热顺气开痰以治标，次当补养气血以治本"。二者治疗迥异，这些正是张璐对"异法方宜"的深入理解与灵活运用。

5. 注重温补，无偏弊

张璐在《张氏医通》中记载的病案，采用甘温调补之法的达到40余例，可见张璐注重温补大法。其论治脾胃源于李东垣，论治肾命源于薛己、张介宾。同时，他非常注重脾胃和肾命在生理、病机上的联系，其治病方药，偏重温补，反对一味苦寒攻伐，从而把温补学说的发展推向一个新里程。

（1）脾胃阴阳相依

张璐认为，治病之本，脾胃应是所本之一。强调脾胃气血相济、升降互用，达到脾胃纳化正常。张璐在阐述脾胃属性时指出："然胃之土，体阳而用阴，脾之土体阴而用阳。"认为脾胃阴阳相用，相辅相成。其云："虽有脾胃之分，所重全在胃气，胃为五脏之本。"如对脾胃病证，本阴阳气血兼顾之。主张补气药与补血药合用，补气生血，养血益气，故常在补脾气方中多加补血之品，养血之剂中常配伍补气之药。"因此张璐治脾胃强调气血相济的思想是符合临床实际的。

（2）肾命水火互根

张璐注重肾命，对肾命的生理病机及治则进行了探讨发挥，使肾命学说更加充实而更有效地指导实践。张璐指出："脉细而软，或虚浮，力怯短气，小便清利。"认为肾阳损伤后，命门之火成为无根之火，无阳则阴无以生，无阴则阳无以化，故寒甚至骨也。可见肾阳命火之虚损多致寒证，其治必以温补为主。

（三）诊法学

张璐对中医诊断学的发展亦起到了很大的推动作用。其著作《诊宗三昧》一书，对色诊、脉诊进行了详细的阐述。

1. 色诊

张璐基于临床实践发挥色诊。色诊是《内经》诊断方法的重要组成部分，张璐对此十分关注。其在《诊宗三昧·色脉》中指出："夫色者神气之所发，脉者血气之所凭，是以能合色脉，万举万全。"此与《素问·五脏生成》提到的"五色微诊，可以目察，能合色脉，可以万全"观点一脉相承。张璐认为，色是神气的外在体现，察色可以知神。察色的基本原则是，要掌握色脏之间相应的关系。即《灵枢·五色》所谓"以五色命脏，青为肝，赤为心，白为肺，黄为脾，黑为肾"。《素问·举痛论》谓："五脏六腑，固尽有部，视其五色，黄赤为热，白为寒，青黑为痛"等。张璐根据《内经》所提出的五色诊原则，作了全面的论述。

张璐在《诊宗三昧·色脉》《诊宗三昧·口问十二则》问辨声色法中，详述了五色诊，认为色乃形，质为形。张璐指出："假令黄属脾胃。黄而肥盛，胃中有痰湿；黄而枯癯，胃中有火；黄而色淡，胃气本虚；黄而色黯，津液久耗。"黄为中央之色，其虚实寒热之机，又应该与饮食便溺情况结合起来进行判断。黄色见于面目，不至索泽者，疾病预后皆良好。凡病见黄色而光泽者为有胃气，预后良好。干黄为津液之槁，多凶。目睛黄者，非瘅即衄。目黄心烦为病进，这体现了黄色主病的预后意义。白色属肺，白而淖泽，是肺胃充实的表现；肥白而按之绵软，气虚有痰；白而消瘦，爪甲鲜赤，为气虚有火；白而夭然不泽，爪甲色淡，肺胃虚寒；白而微青，或臂多青脉，气虚不能统血也；若兼爪甲色青，则为阴寒之证。白为气虚之象，纵有失血发热，皆为虚火，断无实热之理。张璐对辨白色和爪甲色泽结合起来分辨，同时认为白色主病多为肺胃同论，以白色主气虚，胃为气之原而肺为气之主故也。苍黑属肝与肾，苍而理粗，筋骨劳疾也；苍而枯槁，营血之涸；黑而肥泽，骨髓之充；黑而瘦削，阴火内戕。苍黑为下焦气旺，纵犯客寒，亦必蕴而为邪热，故绝无虚寒之候也。苍即青也。张璐此论将苍与黑合并而言，是因为肝主藏血，肾主藏精，精血互生，乙癸同源之故。然青黑之色须与形体之瘦枯、肥痩同看，始能得精血之盛衰。而无论盛衰虚实，总以火热居多，虚寒绝少也。此与《内经》简言"青黑主痛"相比，理解更为深刻。赤属心，主三焦。深赤色坚，素禀多火；赤而䐃坚，营血之充；微赤而鲜，气虚有火；赤而索泽，血虚火旺。张璐认为，赤为火炎之色，只须考虑津枯血竭，患者无虚寒之患。

张璐对色诊结合辨别声音与判断疾病预后的关系，也作了详细阐述。其云："至于声音，虽出肺胃，实发丹田。其轻清重浊，虽由基始，要以不异平时为吉。如病剧而声音清朗如常者，形病气不病也。始病即气壅声浊者，邪干清道也。病未久而语声不续者，其人中气本虚也。脉之呻者，病也。言迟者，风也。多言者，火之用事也。声如从室中言者，中气之湿也。

言而微，终日乃复言也，正气之夺也。"指出了从声音的高低、清浊、连贯等多方面判定病情的转归。

张璐认为，色者神之华，声者气之发，神气为生阳之证验。邪正盛衰及预后善恶，俱应由色而分辨。大略言之，色贵明润，不欲沉夭。凡属暴感外邪之病，其色昏浊壅滞而无妨。若久病气虚，则只宜瘦削清癯。假定病邪方盛之时而色见清白少神，或虚羸久固之体而色妩媚鲜泽，都非佳兆。五色之中，凡青黑惨暗之色，无论病之新久，见之总属阳气不振。唯有黄色见于面目，而不至索泽者，为病向愈之征。至于预后不良之见于色，有平人黑气起于口鼻耳目者危；有赤色见于两颧，或黑气出于神庭，皆邪气入于心肾，为将暴亡之兆。若眼周色黑为痰，又有种种区别：若眼胞上下如烟煤者，寒痰也；眼黑顿赤为热痰；眼黑而行步艰难呻吟，为痰饮入骨；眼黑而面带土色，四肢痿痹，屈伸不便，为风痰。

综上所述，张璐所论之色诊，在《内经》五色诊理论指导下，结合临床实践，注重结合部位、形体和症状进行综合分析，对《内经》色诊作出了重要发挥。

2. 脉诊

张璐在《内经》基础上，对脉诊分色脉、脉位、脉象、师传、口问、逆顺、异脉、妇人、婴儿等篇分述，强调胃气为本。张璐谈到："或问人身四肢百骸，脏腑经络诸病，皆取决于三部。究竟脉属何其类，动是何气，而诊之之法，一如古圣所言否？"其回答时指出，脉为营气所主，为气血之源，故能出入脏腑，交通经络，行于肯綮之间，随气上下鼓动。《素问·阴阳应象大论》指出："善诊者，察色按脉，先别阴阳。"《素问·脉要精微论》论述脏腑之脉位分布时指出："尺内两旁则季胁也，外以候肾，里以候腹。中附上，左，外以候肝，内以候膈；右，外以候胃，内以候脾；

上附上，右，外以候肺，内以候胸中，左，外以候心，内以候膻中。"张璐在《诊宗三昧·脉位》中，详细解释了《内经》脏腑分配脉位的原理。指出："详本篇六部，但言五脏，不及六腑，而独不遗其胃者，以经络五脏皆禀气于胃，五脏之本也。脏气不能自至于手太阴，必因于胃气，乃至手太阴也。原夫两手六部虽皆肺经之一脉，而胃气实为之总司。足阳明一经，与诸经经络交贯，为后天气血之本源。即先天之气亦必从此而化。"张璐认为，五脏之气之所以能够在手太阴肺经的六部动脉上反映出来，全是胃气敷布的结果，《内经》在论述五脏脉位分布时，将胃与五脏并论是深有含义的。张璐的这一观点，表明了他诊脉重视胃气的学术思想。要想诊脉断病，必须熟知人的正常脉象，即《内经》所谓四时平脉。四时平脉，皆以脉有胃气为本。《素问·平人气象论》中，对四时五脏平脉、病脉、死脉的脉象特征进行了讨论。张璐在《诊宗三昧·脉象》中进行了阐发，以脉有无胃气以及胃气的多少，来决定其为平脉、病脉或死脉。具体言之，《素问·平人气象论》曰："平肝脉来，懦弱招招，如揭长竿末梢，曰肝平，春以胃气为本；病肝脉来，盈实而滑，如循长竿，曰肝病；死肝脉来，急益劲，如新张弓弦，曰肝死。"张璐曰："肝得乙木春升之令而生，其脉若草木初生，指下软弱招招，故谓之弦。然必和滑而缓，是为胃气，为肝之平脉；若弦实而滑，如循长竿，弦多胃少之脉也；若弦而急强，按之益劲，但弦，无胃气也。"《素问·平人气象论》曰："平心脉来，累累如连珠，如循琅玕，曰心平，夏以胃气为本；病心脉来，喘喘连属，其中微曲曰心病；死心脉来，前曲后居，如操带钩，曰心死。"张璐曰："心属丙丁而应乎夏，其脉若火之燃薪，指下累累，微曲而濡，故谓之钩。然必虚滑流利，是谓胃气，为心之平脉；若喘喘连属，其中微曲，钩多胃少之脉也；若瞥瞥虚大，前曲后居，但钩，无胃气也"。《素问·平人气象论》曰："平脾脉来，和柔相离，如鸡践地，曰脾平，长夏以胃气为本；病脾脉来，实而盈数，如鸡举足，曰脾病；死脾脉来，锐坚如乌之喙，如鸟之距，如屋之漏，如水之流，曰脾死。"张璐曰："脾为己土而应于四季，虽禀中央湿土，常兼四气之化而生长万物，故其脉最和缓，指下纡徐而不疾不迟，故谓之缓。然于和缓之中，又当求其软滑，是谓胃气，为脾之平脉；若软弱无力，指下如循烂绵，缓多胃少之脉也；若缓而不能自还，代阴无胃气也。"《素问·平人气象论》曰："平肺脉来，厌厌聂聂，如落榆荚，曰肺平，秋以胃气为本；病肺脉来，不上不下，如循鸡羽，曰肺病；死肺脉来，如物之浮，如风吹毛，曰肺死。"张璐曰："肺本辛金而应秋气，虽主收敛而合于皮毛，是以不能沉实，但得浮弱之象于皮毛间，指下轻虚，而重按不散，故谓之毛。然必浮弱而滑，是为有胃气，为肺之平脉；若但浮不滑，指下涩涩然，如循鸡羽，毛多胃少之脉也……若浮而无力，按之如风吹毛，但毛，无胃气也。"《素问·平人气象论》曰："平肾脉来，喘喘累累如钩，按之而坚，曰肾平，冬以胃气为本；病肾脉来，如引葛，按之益坚，曰肾病；死肾脉来，发如夺索，辟辟如弹石，曰肾死。"张璐曰："肾主癸水而应乎冬，脉得收藏之令，而见于筋骨之间，按之沉石，而举指流利，谓之曰石，然必沉濡而滑，是谓胃气，乃肾之平脉；若指下形如引葛，按之益坚，石多胃少之脉也；若弦细而劲，如循刀刃，按之搏指，但石，无胃气也。"

　　从上述文字，可见张璐对脉象的认识起源于《内经》，而且尤其重视胃气。张璐指出："五脉之中，必得缓滑之象，乃为胃气，方为平脉，则胃气之验，不独在于右关也。况《内经》所言四时之脉，亦不出乎弦钩毛石，是知五脏之气，不出五行，四时之气，亦不出五行。故其论脉，总不出五行之外。但当察其五脉之中，偏少冲和之气，即是病脉。或反见他脏之脉，是本脏气衰，他脏之气乘之也。每见医守六部之绳墨，以求脏腑之虚实者，是欲候其人，不识声形笑貌，但认其居处之地也。若得其声形笑貌，虽遇之于殊方逆旅，暗室隔垣，未尝错认以为他人也。犹之此经之脉见于他部，未尝错认以为他经之病也。至于临床察脉，全在活法推求。"可见，张璐之诊脉，不拘泥于脏腑的六部脉位，而重视体认五脏本脉，以胃气多少而主，再结合脉位判断病机。如石为肾脉，主寒水，石多胃少为肾病，即寒水为邪。左寸为心位，若左寸独石，即是水气凌心；右关应脾胃，右关独石，则为沉寒伤胃。可见，张璐诊脉方法基于《内经》并多有发挥。

张璐通过脉证结合判断顺逆。"切而知之谓之巧"，张璐在《诊宗三昧·逆顺》中指出："切诊之要，逆顺为宝，若逆顺不明，阴阳虚实死生不别也。故南阳先师，首言伤寒阴病见阳脉者生，阳病见阴脉者死。即此一语，可以推卒病之顺逆，亦可广诸病之死生。一着先机，至微至显。"张璐宗《内经》从脉证论顺逆之旨，认为脉证有顺逆之分，同时吸收张仲景《伤寒论》《金匮要略》脉法及后世医家经验，汇集脉证顺逆诸例，以"逆顺"名篇，列于《诊宗三昧》，共举病证 60 余种，各详脉证，明其顺逆，作为临床法则。

张璐对诊脉的具体方法研究颇深，认为要准确切诊并非易事，需经多年临床实践方能得其真悟。张璐指出："或问诊切之法，何者为宗？答曰：诊切之法，心空为宗。得其旨，言下可了。不得其旨，虽遍读五年，转增障碍，只如日月，岂不净耶？……今我不惜广长，开陈圣教，为众生运无尽灯。譬诸一灯燃百千灯，冥者皆明，明终无尽。庶不没宿昔先师垂诲。"他认为，临床切诊一定要经过长期的积累，达到一定的底蕴才能心中领悟。张璐还对 32 种脉象逐一进行了描述。如描述浮脉，为"浮脉者，下指即显浮象。按之稍减而不空。举之泛泛而流利。不似虚脉之按之不振，芤脉之寻之中空，濡脉之绵软无力也。浮为经络肌表之应，良有邪袭三阳经中，鼓搏脉气于外，所以应指浮满"。其对脉象的描述形象生动，贴近临床，可见张璐临床功底之深，可谓"非大智慧，大辨才，难以语此"。

张璐对妇人和婴儿脉诊的独特性单列篇章进行论述。认为妇人除了经候胎产等疾病外，其他脉象并没有特殊之处。他指出："女子二七天癸通，月事以时下。故其所重，全在冲任。冲任为精血之海，其脉常随肝肾而行，故以左尺为命门。'阴阳应象论'云：阴阳者，血气之男女也。左右者，阴阳之道路也。盖天道左旋而主阳气，地道右转而主阴血，阴常从阳，为阳之守，故左尺反有命门之号。然阴禀多暴，脉多随气上章，阴性多郁，脉亦随气内慄。古人虽有女子右脉常盛，及女脉在关下之说。要非定论，其病唯经候胎产，异于男子，他无所殊也。"张璐在此处明确提出妇女的脉象，除了在月经、怀孕和产后等特殊时期有区别外，其他无特别之处。同时，张璐认为婴儿尚不能辨其脉象。他指出："婴儿气血未盛，经脉未充，无以辨其脉象，故以食指络脉形色之彰于外者察之。其络即三部之所发。其色以紫为风热，红为伤寒，青为惊恐，白为疳积。唯黄色隐隐，或淡红隐隐，为常候。至见黑色，危矣。"认为婴儿气血尚不充盈，主要应该以观察食指络脉的形色为诊断依据。

综上所述，张璐宗法《内经》诊法理论，发挥色诊、脉诊，有继承，有发展，在中医诊法学术发展史上占有重要地位。

（四）本草学

张璐在本草学方面，著有《本经逢原》一书，系张璐晚年所著之本草类著作。与《本草纲目》之偏重考订不同，张璐对《神农本草经》《本草纲目》分析比较，参博诸家，参以己见，删繁就简，引申发明，对本草学发展具有推动作用。

总之，张璐作为清初三大名医之一，治学态度严谨，既重视经典理论，又重视辨证论治与方药分析；善于旁征博引，由博返约，汇集历代名贤之论而自成一家之言。常出入李东垣、朱丹溪、张景岳、薛立斋、李中梓、喻嘉言诸家之间。所论外感与杂病，都能溯本求源，阐发己见，对后世医学发展具有重要影响。

张璐

临证经验

　　为使广大读者更通俗、更便捷地了解张璐的学术特点和临证精髓，编者将《张氏医通》的主要病证加以归类整理。每个病证分为概述、观点、选方、病案选评等四部分，供广大读者参考。

一、时病病证

（一）感冒

1. 概述

　　感冒，俗称伤风，是感受风邪或时行邪气，引起肺卫功能失调，出现鼻塞、流涕、喷嚏、头痛、恶寒、发热、全身不适等为主要临床表现的一种外感病。感冒的发病在外感病中占首位，最为常见。一年四季均可发病，以冬春季节为多。

2. 观点

　　张璐治疗感冒，一般用"辛平解散"之法。其云："大抵治非时感冒，止宜辛平解散，如参苏饮、芎苏散、香苏散、神术汤，皆可选用。"其选方平实稳妥，同时注重识别外感风寒或风热，视虚人外感当标本同顾的原则。故张璐认为"辛平解散"可得治法大旨。

3. 选方

（1）香苏散

　　组成：香附（姜汁浸，勿炒）、紫苏茎叶各二两，橘皮一两，甘草（炙）五钱。

用法：为散，每服半两，加生姜三片，大枣一枚，水煎，去滓热服，暖覆取微汗，日三夜一服，以得汗身凉为度。

主治：感冒非时邪气，难分六经证者。

方义：南方风气柔弱，伤于风寒，素称感冒。感冒者受邪肤浅之名也。而无六经之证可求者，所感人也，由鼻而入，实于上部，不在六经，故令头痛发热而已。是方也，紫苏、香附、橘皮之辛芬，所以疏邪而正气；甘草之甘平，所以和中而辅正尔。（《医方考》）

（2）芎苏散

组成：苏叶、柴胡各二钱，川芎、葛根、枳壳、桔梗、陈皮、半夏、茯苓各一钱，甘草七分，生姜三片，大枣一枚（擘）。

用法：上水煎，去滓热服温覆取微汗。

主治：三时感冒，偏于血分者。

加减：本方去川芎、柴胡，加人参、前胡、木香，名参苏饮。

方义：此为治非时感冒之首剂，非正伤寒药也。方中芎苏柴葛四味，为通治三阳经外感药，而独推芎苏二味名方者，其重在于邪伤血分也。更合之以二陈，治内伤饮食，加枳桔宽膈利痰，诚为总司外内之良方，而无引贼破家之虞，宜乎！世所共推也。其参苏饮方，即此汤去川芎、柴胡，而易人参、前胡、木香之制，其主在于气分也。昔人有用芎苏散不解用参苏饮即解之说，意在人参有兼补之功，殊不知其为气血两途也。（《伤寒绪论·杂方》）

（3）神术汤

组成：羌活、苍术（泔浸，炒）各三钱，藁本、川芎、白芷各一钱五分，细辛五分，甘草一钱（炙），葱白二茎（连须），生姜三片。

用法：上水煎热服，覆取微汗。

主治：内伤冷食，外感寒邪。

方义：神术汤纯用风药，与羌活胜湿相去不远，如何可治泄利下血？盖火淫阳明之血，则燥金受伤，只合清凉，最嫌风燥。若风乘太阴之血，则湿土被郁，法当升散，切戒寒凉。当知阳明来者，色必鲜明，太阴来者，色必清稀，其源各异，故其治亦迥乎不侔。究其旨，不越风能胜湿之义。苍术专主木邪乘土，故能治外内诸邪。以风木之邪内干土脏，故用羌、藁、芷、辛等风药，兼川芎以引入血分，甘草以调和胃气，胃气敷布有权，泄利下血自止。盖汗即血之液，夺其汗则血中之湿热邪气，悉从外泄而无内滞之患矣。(《张氏医通》)

（4）十神汤

组成：紫苏、葛根各一钱五分，麻黄（去根节，炮）、升麻、川芎、白芷各八分，陈皮、甘草、白芍（世本作赤芍，误）、香附（姜汁拌，碎）各六分，生姜五片，葱白四茎（连须）。

用法：上水煎，热服无时，温覆取微汗。

主治：时疫感冒，头痛如破。

方义：此方出香苏散，专主解利阳明非时不正之气，其太阳经伤寒发热禁用。以中有升麻、葛根，恐引邪入犯阳明也。今世用治寒疫，但六经证不显者，总以此汤疏表利气，而元气虚人，蒙害亦不鲜矣。(《伤寒绪论·杂方》)

4. 案例

案例1

湖广礼部主事范求先讳克诚，寓金闾之石窝庵，患寒伤营证，恶寒三日不止，先曾用过发散药二剂，第七日躁扰不宁，六脉不至，手足厥逆。其同寓目科方耀珍，邀石顽诊之。独左寸厥厥动摇，知是欲作战汗之候。

令勿服药，但与热姜汤助其作汗。若误服药，必热不止。后数日枉驾谢别，询之，果如所言，不药而愈。(《张氏医通·中风门》)

案例 2

一童姓者，伏气发于盛暑，其子跪请求治。诊时大发躁扰，脉皆洪盛而躁。其妇云大渴索水二日，不敢与饮，故发狂乱。因令速与，连进二盏，稍宁。少顷复索，又与一大盏，放盏，通身大汗，安睡热除，不烦汤药而愈。同时有西客二人寓毛家，亦患此证，皆与水而安。(《张氏医通·中风门》)

按语：战汗为邪盛正虚，阳气或阴气不足与外邪抗争，须聚集正气后奋力抗邪。战汗欲作不作之际，乃正邪势均力敌，难分胜负之故，此时只需稍加着力，则正气受鼓，汗出而愈。

案例 3

太仓州尊陈鹿屏夫人，素患虚羸骨蒸，经闭少食，偶感风热咳嗽。向来调治之医，误进滋阴清肺药二剂，遂昏热痞闷异常，邀石顽诊之。脉见人迎虚数而气口濡细，寸口瞥瞥而两尺搏指，此肝血与胃气皆虚，复感风热之象，与加减葱白香豉汤。一服热除痞止，但咳则头面微汗，更与小剂保元汤调之而安。(《张氏医通·中风门》)

按语：邪气未去，而事滋阴，则邪恋于内，正气虽虚，但以轻剂祛其邪，再事扶正则可。本例患者素体阴虚，偶感风热咳嗽，当以养阴解表，却误进滋阴清肺药，诊其为肝血与胃气皆虚，复感风热之象，与加减葱白香豉汤而解表，再予小剂保元汤益气以补受损之元气。

（二）冬温

1. 概述

冬温是感受冬季不正之气引起的急性外感热病，常出现心烦呕逆，咽痛，身热头疼，或咳嗽，自汗。或头重面肿，先咽痛后必下利，阳脉浮滑，阴脉濡弱等现象。疾病发于冬季。

2. 观点

张璐认为，冬温虽发病于冬季，但治法却与伤寒不同，与风温接近，多用辛凉之药。冬温因属不正之气所感，其本为正气虚，故用药可入少阴经。"冬月当寒而反不寒，则少阴之气不藏，而不正之气得以入伤其经，原非肾脏受病，故但以桂枝汤中加黄芩一味，专主驱散风热……若咽痛甚者，则合甘草汤。""咳者合桔梗汤，下利合茯苓甘草汤。""若先受冬温，更加严寒外遏，则外证虽恶热烦躁，而仍畏寒欲近衣者，阳旦汤加麻黄、石膏以发之。"并认为冬温若以治伤寒法误用辛温发汗，而发斑成温毒者，"当用犀角、升麻、甘草等分煎服，或升麻葛根汤加犀角黑参，甚则犀角黑参汤之类选用。"张璐治疗风温的这些观点，已广为后世温病学家所认可。

3. 选方

阳旦汤

组成：桂枝三钱，芍药（酒焙）、甘草（炙）各二钱，黄芩三钱（酒炒），生姜三片，大枣三枚（擘）。

用法：上水煎，去滓，温服无时，日二三服。本方加干姜，名阳旦汤，治内挟寒食者。

主治：冬温发热咽痛，或自利而咳。

方义：清代沈明宗曰：太阳表里有邪，谓之阳旦证，故以桂枝汤加黄芩而为阳旦汤。以风邪在表，故用桂枝解肌；邪入胸膈之间，当以清凉解其内热，故加黄芩。正谓不犯其虚，是益其余，不补正而正自补，不驱邪而邪自散。

4. 案例

案例 1

徐君育素禀阴虚多火，且有脾约便血证，十月间患冬温发热咽痛，里医用麻黄、杏仁、半夏、枳、橘之属，遂喘逆倚息不得卧，声飒如哑，头面赤热，手足逆冷，右手寸关虚大微数，此热伤手太阴气分也。与葳蕤、甘草等药不应，为制猪肤汤一瓯，令隔汤炖热，不时挑服，三日声清，终剂而痛如失。(《张氏医通·诸伤门》)

按语： 张仲景曰：少阴病，下利，咽痛，胸满，心烦，猪肤汤主之，正此之谓也。本例素体阴虚有火，脾约肠燥，因患冬温发热咽痛，误用发散药致热伤手太阴气分，与葳蕤等养阴润肺不应，猪肤汤甘凉滋阴养血，调脾胃而润肠燥而效。

案例 2

文学范铉甫孙振麟，于大暑中患厥冷自利。六脉弦细芤迟，而按之欲绝。舌色淡白，中心黑润无苔。口鼻气息微冷，阳缩入腹，而精滑如冰。问其所起之由，因卧地昼寝受寒，是夜连走精二度，忽觉颅胀如山，坐起晕倒，便四肢厥逆，腹痛自利，胸中兀兀欲吐，口中喃喃妄言，与湿温之证不殊。医者误为停食感冒，而与发散消导药一剂。服后胸前头项汗出如漉，背上愈加畏寒，而下体如冰，一日昏愦数次。此阴寒挟暑，入中手足少阴之候。缘肾中真阳虚极，所以不能发热。遂拟四逆加人参汤。方用人参一两，熟附三钱，炮姜二钱，炙甘草二钱。昼夜兼进，三日中进六剂，厥定。第四日寅刻阳回，是日悉屏姜附，改用保元。方用人参五钱，黄芪三钱，炙甘草二钱，加麦门冬二钱，五味子一钱，清肃膈上之虚阳。四剂食进，改用生料六味加麦冬、五味。每服用熟地八钱，以救下焦将竭之水，使阴平阳秘，精神乃治。(《张氏医通·诸伤门》)

按语：伤寒少阴之证，理当与四逆之辈，若用表剂，祸不旋踵。

案例3

徽商黄以宽，风温十余日，壮热神昏，语言难出，自利溏黑，舌苔黑燥，唇焦鼻煤。先前误用发散消导药数剂，烦渴弥甚，恣饮不彻，乃求治于石顽。因谕之曰：此本伏气郁发，更遇于风，遂成风温。风温脉气本浮，以热邪久伏少阴，从火化发出太阳，即是两感，变患最速。今幸年壮质强，已逾三日六日之期，证虽危殆，良由风药性升，鼓激周身元气，皆化为火，伤耗真阴，少阴之脉不能内藏，所以反浮。考诸南阳先师，原无治法，而少阴例中则有救热存阴承气下之一证，可借此以迅扫久伏之邪。审其鼻息不鼾，知肾水之上源未绝，无虑其直视失溲也。时歙医胡展敷在坐，相与酌用凉膈散加人中黄、生地黄，急救垂绝之阴。服后下溏黑三次，舌苔未润，烦渴不减，此杯水不能救车薪之火也。更与大剂凉膈，大黄加至二两，兼黄连、犀角，三下方得热除。于是专用生津止渴，大剂投之，舌苔方去，而津回渴止。此证之得愈者，全在同人契合，无分彼此，得以挽回。设异论纷纭，徒滋眩惑，安保其有今日哉！（《张氏医通·诸伤门》）

按语：风温弥漫壮烈，而病者体质亦强，故当以大剂凉膈散急下存阴。本例风温误用发散消导药，烦渴加重，此为热邪久伏少阴，从火化发出太阳，当急下救热以存阴。以大剂凉膈，大黄加至二两，兼黄连、犀角，三下方得热除，后专用生津止渴大剂方津回渴止。

（三）湿温

1. 概述

湿温是由湿热病邪引起的急性外感热病。初起多以身热不扬，身重肢倦，胸闷脘痞，苔腻脉缓等湿热阻遏卫气为主要证候，病程中以脾胃为病变中心；多发于雨湿较盛，气候炎热的夏秋季节。常见于西医学的伤寒、沙门氏菌属感染、钩端螺旋体病、某些肠道病毒感染等。

2. 观点

张璐认为，湿温之成是由于"暑气蒸湿也"(《难经》)。在治法上，亦指出如果病邪在太阴、阳明，不可以使用发汗的方法，误用发汗则不能言，耳聋不知痛处。故治疗宜白虎汤加苍术，以分解两经混合之邪。这些观点与吴鞠通对湿温的论述十分相似。

3. 选方

(1) 白虎汤

组成：石膏八钱（生用，碎），知母三钱，甘草一钱（炙），粳米半合。

用法：水煎，温分三服，一日尽饮之。

主治：热病壮热烦渴，及中暍烦热而渴。

方义：方中知母、石膏清肺胃之热而除烦渴；甘草、粳米益气生津、养胃和中。四味合用，共收清热生津之功。

(2) 人参白虎汤《玉函》（白虎加人参汤）

组成：白虎汤加人参。

用法：水煎，温分三服，一日尽饮之。

主治：热病舌干，大渴发热背寒。

方义：白虎汤加人参，加强生津作用，以治热病伤津者。

(3) 苍术白虎汤

组成：白虎汤加苍术。

用法：水煎，温分三服，一日尽饮之。

主治：湿温身热足冷。

方义：白虎汤加苍术，加强化湿作用，以治湿温脉沉细者。

4.案例

罗谦甫治一人，夏月胸项多汗，两足逆冷谵语，关前濡，关后急，当作湿温治。经曰：湿温之脉，阳濡而弱，阴小而急。濡弱见于阳部，湿气搏暑也；小急见于阴部，暑气蒸湿也。盖先伤湿而后伤暑，暑湿相搏，是名湿温。先与白虎加参，次换苍术，三日而愈。(《张氏医通·诸伤门》)

按语：本例湿温先伤湿而后伤暑，暑湿相搏，先予白虎汤加人参加强生津作用，后予白虎汤加苍术加强化湿作用。

（四）春温

1.概述

春温是由温热病邪内伏而发，以起病即见里热证候为特征的急性热病。春季多发。初起即见里热炽盛表现，如高热、烦渴、口苦、尿赤，甚则项强、痉厥、斑疹、神昏等。有时兼有恶寒、无汗、肢体酸痛等卫表见证。病变过程中易入营入血而出现动风、动血、闭窍等危重表现，后期常见肝肾不足、虚风内动。常见于西医学发生于春季的重型流感、流行性脑脊髓膜炎以及其他化脓性脑膜炎、病毒性脑炎、败血症等。

2.观点

张璐认为，《素问》所谓"冬伤于寒，春必病温，是谓春温"。但春温实为热病，故治法最忌辛温发汗，发汗多致不救，驳斥以热治温，提出辛凉解热的治疗大法。

张璐认为"明系伏邪自内达表"。若因客寒而发者，"盖此怫郁之热，乘春温之气而发，虽有非时暴寒，止宜辛平之剂发散……宜小柴胡随见经证加减"，纵温病然有"头痛如破者，为暴感风寒势盛"，也只"先宜葛根葱白汤撤其暴邪，然后用治温病本药"，力戒辛温发汗如麻黄桂枝辈。"烦热口渴，无客邪者，黄芩汤主之。凡三阳表证，宜栀子豉汤，或益元散加薄荷葱豉，重则凉膈散去硝黄加葱豉，探吐取汗最妙。""若邪已入里，宜双解散、三黄石膏汤等。腹满烦渴，脉沉实而有下证者，则宗刘完素而用三一承气汤下之，势剧者，合黄连解毒汤"。持论有据，治法次第井然有序，使后人读之，胸次豁然。

3. 选方

张氏此证多引述其他医家用方，选方略。

4. 案例

案例 1

洪德敷女，于壬子初冬，发热头痛，胸满不食，已服过发散消导药四剂。至第六日，周身痛楚，腹中疼痛，不时奔响，屡欲圊而不可得，口鼻上唇，忽起黑色成片，光亮如漆，与玳瑁无异。医者大骇辞去，邀石顽诊之。喘汗脉促，而神气昏愦，虽证脉俱危，喜其黑色四围有红晕鲜泽。若痘疮之根脚，紧附如线。他处肉色不变，许以可治。先与葛根黄芩黄连汤，加犀角、连翘、荆、防、紫荆、人中黄，解其肌表毒邪，候其黑色发透，乃以凉膈散加人中黄、紫荆、乌犀。微下二次，又与犀角地黄汤加人中黄之类，调理半月而安。此证书所不载，唯庞安常有玳瑁瘟之名，而治法未备，人罕能识。先是牙行徐顺溪患此，误用发散消克药过多，胃气告匮，辞以不治。又绸铺王允吉侄，患此濒危，始邀予往，其口目鼻孔皆流鲜血，亦不能救。一月间亲厉此证十余人，大抵黑色枯焦不泽，四围无红晕，而灰白色黯者，皆不可救。其黑必先从口鼻至颧目胞两耳及手臂足胫，甚则胸腹俱黑，从未见于额上肩背阳位也。有武员随任家丁黄姓者，患伤寒半月，道经吴门，泊舟求治。询其同伴云，自渡淮露卧受寒，恣饮烧酒发热，在京口服药，行过两次，热势略减，而神昏不语，不时烦扰。见其唇舌赤肿燥裂，以开水与之则咽，不与则不思。察其两寸瞥瞥虚大，关寸小弱，按久六脉皆虚。曰：此热传手少阴心经也。与导赤泻心汤，一啜神识稍宁，泊舟一日夜，又进二帖，便溺自知。次早解维，复延往诊，而脉静神安，但与小剂五苓去桂易门冬二帖，嘱其频与稀糜，可许收功也。(《张氏医通·诸伤门》)

按语：此证温毒凶烈，有势不可挡之状，故急以凉血，解毒，透邪齐下，护心驱邪，故能收功。

案例 2

吴介臣伤寒，余热未尽，曲池雍肿，不溃不消，日发寒热，疡医禁止饮食。两月余，日服清火消毒药，上气形脱，倚息不得卧。渴饮开水一二口，则腹胀满急，大便燥结不通。两月中用蜜导四五次，所去甚难，势大濒危，邀石顽诊之。其脉初按绷急，按之绝无，此中气逮尽之兆，岂能复胜药力耶？乃令续进稀糜，榻前以鸭煮之，香气透达，徐以汁吸之。是夕大便，去结粪甚多，喘胀顿止，饮食渐进，数日后肿亦渐消。此际虽可进保元、独参之类，然力不能支，仅唯谷肉调理而安。近松陵一人过饵消导，胃气告匮，闻人谷气则欲呕，亦用上法，不药而痊。(《张氏医通·诸伤门》)

按语：病已危急，中气殆尽，药气复不能受，唯以谷肉诱之，阴阳自和，方得转机。

（五）暑温

1. 概述

暑温是由暑热病邪引起的，以病初即见阳明气分热盛证候为特征，传变迅速、易伤津耗气，多闭窍动风之变的急性外感热病，发于夏季。常见于西医学的流行性乙型脑炎、登革热、钩端螺旋体病、流感、热射病。

2. 观点

石顽认为，暑温是由于暑热病邪引起的，最易伤津耗气，病初即见阳明气分热盛证候。故暑温初起，忌用辛温；伤及气分，则当以辛寒之法治之。

3. 选方

注：张璐对此证，多引述其他医家用方，选方略。

4. 案例

石顽治礼部员外申菽荪，触热过梁溪，归而眩晕麻瞀，发热便闭。服黄连、香薷不应，用凉膈散，便通。或时昏眩不省，或时四肢清冷，而晡时为甚，邀石顽诊之。脉得弦细而芤，此暑伤心包，阳气郁伏，所以有似阴寒也。与生脉合保元，清理肺胃，则包络自宁矣。(《张氏医通·诸伤门》)

按语：暑伤心包，有类似阴寒之证，张璐识证，先从肺胃入手，对证之法。

（六）秋燥

1. 概述

秋燥是秋季感受燥热病邪所引起的，以肺经为病变重心，初起邪在肺卫，并具有津气干燥的特征，一般较少传变，病程较短，易于痊愈的急性外感热病。属于西医学的上呼吸道感染、急性支气管炎、肺炎等。

2. 观点

石顽曰："夫燥有脏腑之燥，有血脉之燥""燥有内外诸症，不能尽述""证虽各异，而脉之微细涩小则一，间有虚大数疾浮芤等状。以意察之，重按无有不涩不细不微，则知诸燥之证，皆肺金之一气，亦不出肺金之一脉也。"石顽认为，秋燥是由于感受秋令燥气的外感病，偏热为温燥，偏寒为凉燥。秋燥之治，忌辛温发表，以及苦燥之剂，而当以辛凉甘润之法，自能气顺燥平。

3. 选方

（1）千金五味子汤

组成：五味子（五分，炒研）、桔梗、甘草、紫菀茸、续断、竹茹、桑根皮（蜜炒）各一钱，生地黄二钱，赤小豆一撮，即赤豆之细者。

用法：上九味，水煎空心服。《秘旨》加白蜜一匙。

主治：治伤燥，咳唾中有血，引胸胁痛，皮肤干燥。

方义：此火乘于肺，所以唾中有脓血，而胸胁牵痛乃血不荣筋之故，故用五味、紫菀滋培津血，桔梗、桑皮疏泄肺气，竹茹、小豆清膈上火，生地逐伤中血，川断通行经络，甘草平调中气。不独为火乘肺气之专药，并可为热伤肺痿之神丹。（《千金方衍义》）

（2）千金麦门冬汤

组成：麦门冬（去心）二钱，桔梗、桑根皮（蜜炙）、半夏、生地黄、紫菀茸、竹茹各一钱，麻黄七分，甘草（炙）五分，五味子十粒，碎，生姜一片。

用法：上十一味，水煎空心服。

主治：治大病后，火热乘肺，咳唾有血，胸膈胀满，上气羸瘦，五心烦热，渴有便秘。

方义：千金麦门冬汤，即五味子汤中去续断、赤小豆加门冬、麻黄、半夏、生姜，而五味子汤专治燥咳，方中反用续断以燥湿；麦门冬汤专治火热乘肺，咳唾有血，反用麻黄、半夏，世都莫解其故，是以并其方而置之。不知致燥之由，皆缘经脉阻滞，非续断不能通之；咳唾有血，是伤寒大病后，余邪酝酿为火而乘于肺，非麻黄不能开之；痰凝气结，津液不行，

非半夏不能祛之，与活人知母麻黄汤和剂款冬花散等立法不殊。(《张氏医通》)

（3）千金地黄煎

组成：生地黄汁、枸杞子汁二味酒捣，各取汁荆沥、竹沥各半斤，真酥、生姜汁各一合，人参、天门冬（去心）各一两，白茯苓八钱，大黄（酒蒸）、栀子（姜汁炒黑）各五钱。

用法：上十一味，以后五味为细末，入前六汁内，调服方寸匕，再服渐加，以利为度。

主治：治风热心烦，咳喘便秘，脾胃热壅，食不下。

方义：肺为燥邪所伤，则轻则津亏口燥，皮肤干燥，重则扰动肺络而咳唾有血，肺脉拘急则引胸胁痛。故此方以五味子、生地黄为养阴生津敛肺气，桑根皮清肺邪，亦能止血，紫菀茸下气，止嗽，续断止咳嗽咳血，竹茹清肺不伤正，桔梗引经，赤小豆清热和血，再以甘草调和止咳。此方治肺燥，别具一格。(《滇南本草》)

（4）四顺清凉饮

组成：当归、赤芍、甘草、大黄（酒蒸），各一钱五分。

用法：水煎，入生白蜜一匕，热服。

主治：治血热便秘，脉实者。

方义：清凉饮治上焦之燥热，故用薄荷之辛散；四顺饮主下焦之燥结，故用大黄之苦寒，功用天渊。(《张氏医通》)

二、肺病证 🦤

（一）咳嗽

1. 概述

咳嗽是指因感受外邪或脏腑功能失调，影响了肺的正常宣肃功能，造成肺气上逆作咳，咯吐痰涎的一种肺系病证。一年四季均可发生，但冬春季节发病最多。常见于西医学的急慢性支气管炎、部分支气管扩张症、慢性咽炎等。

2. 观点

张璐治咳嗽，宗《内经》之论、《金匮要略》方药，外感咳嗽总以祛除风、寒、热、燥等诸外邪，肃降肺气而平咳嗽。内伤咳嗽则分清脾、肝、肺、肾之寒热虚实，既调脏腑，又调气机，祛痰而止咳嗽。

3. 选方

（1）金沸草散《张氏医通·咳嗽门》

组成：旋覆花（金沸草）、麻黄（去节，蜜制）、前胡各七分，荆芥穗、半夏、甘草（炙）、芍药各五分，生姜三片，大枣一枚（擘）。

用法：水煎，去滓滤清，温服。

主治：肺感风寒，咳嗽鼻塞声重。

方义：金沸草咸苦微辛，金沸草其花午开子落，与半夏意同而轻浮，上入于肺，苦能泄热气，咸能化痰结，辛能行痰湿，凡痰饮之逆于肺者，此能降而泄之；前胡甘苦微辛，能降泄高亢之气，而疏畅下行之滞，主下气行痰；麻黄以大开腠理而泄其风；荆芥辛苦而性上浮，祛头面之风，去经隧之湿，此方盖以此为君药，以兼去风痰，诸药亦随以上升于肺，而后乃降而下坠其痰也；赤芍药酸干泻肝敛阴，且监麻黄之过散，用赤者以行水分收痰湿也；轻用半夏者，以风则夹相火也，然必用之者，非此不足以通滞行痰也。金沸草轻虚，此以行于下所以助之；甘草以厚脾土，以缓肝急。（《医林篆要》）

（2）芦吸散

组成：款冬花、川贝母（去心）、肉桂、甘草（炙）各三钱，鹅管石五钱（煅，即钟乳之最精者）。

用法：为极细末，以芦管吸少许，噙化咽之，日五七次。

主治：冷哮寒嗽，喘促痰清，但肺热者禁用。

方义：此即宣明焚香透膈散之变法，彼用雄黄、佛耳，此用桂心、贝母、甘草；彼取无形之气，以散肺中之伏寒，此用有形之散，以搜肺络之伏饮。药虽相类，而用法悬殊，总取钟乳、款冬之温肺利窍也。（《张氏医通》）

（3）紫菀膏

组成：紫菀茸二两，款冬花一两，杏仁（泡，去皮尖，炒研）、枇杷叶（刷去毛、蜜水炙）、木通、桑根皮（蜜炙）、大黄（酒蒸）各半两。

用法：熬膏蜜收，不时噙化一二匙，中病即止，不可过服。

主治：肺热咳嗽，肌肤灼热，面赤如醉。

方义：全方能清肺止咳。若久嗽，去杏仁、大黄，煎成加童便半盏。

4. 案例

石顽疗吴江邑侯华野郭公，仲秋喘嗽气逆。诊之两尺左关弦数，两寸右关涩数。弦者肾之虚，涩者肺之燥，夏暑内伏肺络，遇秋燥收之令，而发为咳嗽也。诊后公详述病情，言每岁交秋则咳，连发四载，屡咳痰不得出则喘，至夜坐不得卧，咳剧则大便枯燥有血。先曾服令高徒施元倩越婢汤，嗽即稍可，数日间堂事劳心，复咳如前。时元倩归苕，松陵诸医，治之罔效，因求洞垣之鉴，起我沉疴。答曰：公本东鲁，肾气素强，因水亏火旺，阴火上烁肺金，金燥不能生水，所以至秋则咳。咳剧则便燥有血，肺移热于大肠之明验也。合用千金麦门冬汤，除去半夏、生姜之辛燥，易以葳蕤、白蜜之甘润，藉麻黄以鼓舞麦冬、生地之力，与越婢汤中麻黄、石膏分解互结之燥热同一义也。郭公曰：松陵诸医，咸诋麻黄为发汗之重剂，不可轻试，仅用杏仁、苏子、甘、桔、前胡等药，服之其咳转甚何也？答言：麻黄虽云主表，今在麦门冬汤中，不过借以开发肺气，原非发汗之谓。麻黄在大青龙汤、麻黄汤、麻杏甘石汤方，其力便峻，以其中皆有杏仁也。杏仁虽举世视为治嗽之通药，不问虚实浑用，然辛温走肺，最不纯良，耗气动血莫此为甚。熬黑入大陷胸丸，佐甘遂等搜逐结垢，性味可知。公首肯以为然。连进二剂，是夜便得安寝，次早复诊，其脉之弦虽未退，而按之稍软，气口则虚濡乏力，因与六味、生脉，加葳蕤、白蜜作汤四服，其嗽顿减。郭公复云：向闻元倩有言，六味、八味丸中，不可杂用参、术，而先生居之不疑，用之辄应，其义云何？答曰：六味为填补真阴药，与人参同用，原非正理。此兼麦冬、五味，缘合肺肾金水相生，当无留中恋膈之虑。善后之策，即以此方制丸，三时恒服不彻，至秋庶无复嗽之虞。先是公子柔痉，予用桂枝汤及六味作汤，咸加蝎尾，服之而瘥，其后夫人素有败痰失道，左右两胁俱有结块，大如覆盂，发则咳嗽喘逆，腹胁掣痛，六脉止促而按之少力。余用六君子加胆星、枳实、香附、沉香二剂，服之，大吐稠痰结垢一二升。因呕势太甚，甲夜渡湖速往，黎明至署候之，呕止嗽宁，脉息调匀，不必更进他药矣。（《张氏医通·诸气门下》）

按语：咳嗽有外感、内伤之分，而本例患者因水亏火旺，阴火上烁肺金，金燥不能生水，至秋则咳，乃肺移热于大肠之明验也。合用千金麦门冬汤，除去半夏、生姜之辛燥，易以葳蕤、白蜜之甘润，藉麻黄以鼓舞麦冬、生地之力，妙在用麻黄借以开发肺气，而非发汗，诸药合用得以热清气降。后再予六味、生脉，加葳蕤等补肾益肺而愈。而其夫人的咳嗽属脾虚酿湿成痰，上贮于肺，故以健脾以杜绝痰湿之源。此证咳嗽，源于秋燥，而秋燥之本源于水亏火旺，克伐肺金，金被克而又不能生水，故当滋水润金，令金水互生得复则愈。然金水纯阴之剂，恐又凝滞太过，反为留害，稍佐麻黄，入大剂纯阴之中，则阴剂得麻黄之阳散得以流通，而麻黄其性又被阴剂所制，变为通肺之用。此正启玄子、张熟地阴阳互生之理也。

（二）肺痈

1. 概述

肺痈是由于风热毒邪，壅滞于肺，热壅血瘀，血败肉腐，以致肺叶生疮，形成脓疡的一种以咳嗽，胸痛，发热，咯吐腥臭浊痰，甚则脓血相兼为主要临床表现的疾病，属内痈之一。多发于青壮年，男性多于女性，发病率农村高于城市。常见于西医学所指的化脓性肺炎、肺坏疽及支气管扩张、支气管囊肿、肺结核空洞等伴化脓性感染而表现肺痈证候者。

2. 观点

张璐治疗肺痈危证，主张乘初起时，极力攻之，庶可救疗。并推荐《金匮要略》皂荚丸、葶苈大枣泻肺汤二方，认为患人平昔善饮嗜啖，痰湿渐渍于肺，宜皂荚丸；肥盛喘满多痰，宜葶苈大枣泻肺汤。《千金要方》补所不足，复立桂枝去芍药加皂荚汤以治风寒客邪感触发热之证，苇茎汤以治心脾过劳，肺气不化，水道不利之疾，功效最速。张氏还提到宋人又有十六味桔梗汤，虽未尽善，亦可以备诸治之采用。

3. 选方

（1）皂荚丸（《金匮》）

组成：皂荚（刮去皮弦子，酥炙）。

用法：上一味末之，蜜丸梧子大，以枣膏和汤服三丸，日三夜一服。

主治：肺痈初起，咳逆上气，时时唾浊，但坐不得眠。

（2）千金苇茎汤

组成：苇茎（芦管，取节一升），薏苡仁三合，桃仁五十枚（碎），瓜瓣（甜瓜子，半升，研，如无，瓜蒌仁代之）。

用法：上四味，以水一斗，先煮苇茎，得五升，去滓内诸药，煮取二升，温服一升，再服当吐如脓。

主治：肺痈胸中甲错。

方义：以上二方，皂荚涤肺胃浊垢，葶苈泻肺下水气，苇茎通肺络瘀塞，治肺痈鼎峙三法。（《张氏医通》）

（三）喘证

1. 概述

喘证是指由于感受外邪，饮食不当，情志失调，而致肺失宣降，肺气上逆；或久病气虚，肺肾出纳失司，出现以呼吸困难，甚则张口抬肩，鼻翼扇动，不能平卧等为主要临床表现的一种常见病证。严重者可致喘脱，心悸汗出、面青肢冷等。常见于西医诊断的喘息性支气管炎、各型肺炎、肺不张、慢性阻塞性肺气肿、心源性哮喘、矽肺、成人呼吸窘迫综合征、睡眠期呼吸暂停综合征等。

2. 观点

张氏认为喘发病有虚实性质之分，急发时治标当急以祛邪气平喘，缓时则以扶正气为先。张氏同时指出一切喘证，属有余者，治之即愈；若属虚证，误与泄气，即暴喘腹胀，大便实者，方可用药，若便溏泄者，必死勿治。

3. 选方

（1）麻黄苍术汤

组成：麻黄、羌活各八分，苍术（泔浸切，麻油炒）、柴胡各五分，防风、当归各四分，黄芩三分，草豆蔻（炒研）六分，黄芪（酒炒）一钱五分，五味子九粒（碎），甘草（炙，三分；生，四分）。

用法：水煎，临卧热服。

主治：秋冬感寒，至夜大喘。

方义：寒湿内阻，故以此方发表祛寒，化痰祛湿，止咳平喘。

（2）麻黄定喘汤

组成：麻黄（去节）八分，杏仁十四粒（泡去皮尖，研），厚朴（姜制）八分，款冬花（去梗）、桑皮（蜜炙）、苏子（微炒，研）各一钱，甘草（生、炙）各四分，黄芩、半夏（姜制）各一钱二分。

用法：煎成去滓，以生银杏七枚，捣烂入药，绞去滓，乘热服之，去枕仰卧，暖覆取微汗效。

主治：寒包热邪，哮喘痰嗽，遇冷即发。

方义：寒邪外束，热壅于内，升降失其常度，故胸膈逆满，喘急不已焉。麻黄开发肺邪，黄芩清肃肺热，苏子散痰解郁，杏仁降气疏痰，厚朴宽中散逆满，半夏醒燥温痰，桑白皮泻温热清肺，款冬花润肺燥散结，生甘草以和中缓急。水煎绞银杏汁服，俾痰热内消，寒邪外解，而经府清和，逆满无不退，喘急无不除矣。此疏邪降气之剂，为寒滞郁热喘满之专方。（《医略六书》）

4. 案例

飞畴治韩顺溪内子，患喘证月余，服破气宽胸、豁痰清火等药，不效；发表利水亦不应，其疾转急，稍动则喘难休息。诊之，六脉细数，而面赤戴阳。用大剂六味地黄作汤，加青铅两许，一服而缓，二服而止。(《张氏医通·诸气门下》)

按语：喘证日久累用破气宽胸、豁痰清火、发表利水不应，而致肾阴亏虚，肾真不固，急以六味地黄作汤加青铅补肾固喘。

（四）肺胀

1. 概述

肺胀是多种慢性肺系疾患反复发作，迁延不愈，肺脾肾三脏虚损，导致痰瘀阻结，气道不畅，肺气壅滞，胸膺胀满，不能敛降，临床以胸部膨满，憋闷如塞，喘息气促，咳嗽，咯痰，或唇甲紫绀，心悸浮肿等为主要表现的病证。其病程缠绵，时轻时重，经久难愈，严重者可出现神昏、痉厥、出血、喘脱等危重证候。肺胀的临床证候特点，与西医学中慢性支气管炎合并肺气肿、肺源性心脏病相类似，脑病则常见于肺胀的危重变证，可参考本节内容进行辨治。

2. 观点

张璐认为，肺胀以实证为主，故常用越婢加半夏汤、小青龙加石膏汤等降气泻其气实。若痰夹瘀血碍气而肺胀，则当化痰祛瘀方能消胀。若以虚证为主，自当温化扶正以治之。

3. 选方

（1）越婢加半夏汤

组成：越婢汤加半夏半两。

用法：上药先煮麻黄，去上沫，纳诸药，分三次温服。

主治：肺胀咳而上气，目如脱状。

（2）小青龙加石膏汤

组成：麻黄三两，桂枝三两，细辛三两，芍药三两，半夏半升，石膏三两，干姜三两，五味子半升，甘草三两。

用法：以上九味，以水一斗煮麻黄，去沫内诸药，取三升，强人服一升，羸者减之，日三服，小儿服四合。

主治：肺胀咳而上气，心下有水气。

方义：二方分治肺胀，皆以其脉浮，当从汗解之例。越婢方中有石膏无半夏，小青龙方中有半夏无石膏。观二方所加之意，全重在半夏、石膏二味协力建功。石膏清热，藉辛温亦能豁痰；半夏豁痰，藉辛凉亦能清热也。观麦门冬汤方中，下气止逆，全藉半夏入生津药中。此二方又藉半夏入清热药中，仲景加减成方，无非生心化裁，后学所当神往矣。(《张氏医通》)

4. 案例

案例 1

又治一尼肺胀，喘鸣肩息，服下气止嗽药不应，渐至胸腹胀满，脉得气口弦细而涩，此必劳力气上，误饮冷水伤肺，肺气不能收敛所致也。遂与越婢汤减麻黄，加细辛、葶苈大泻肺气而安。(《张氏医通·诸气门下》)

案例 2

又治一酒客，严冬醉卧，渴饮冷茶，肺胀喘嗽，脉得气口沉紧搏指，与小青龙去芍药，加葶苈、半夏，一剂而痊。则知肺胀喘满，当以葶苈为向导也。(《张氏医通·诸气门下》)

按语：上两例肺胀以实证为主，肺气郁闭而与越婢汤发散加细辛、葶苈大泻肺气，寒痰搏结则与小青龙去芍药，加葶苈、半夏温化痰饮。上一例气上不下，加以饮冷，越婢汤减麻黄之宣散，加细辛、葶苈泻肺，则气下饮消。下一例冬寒饮冷肺被伤，小青龙宣肺化饮，去芍药之阴凝，而加葶苈、半夏，曾前方之力，故能一剂而痊。

案例3

又治孙起柏肺胀，服耗气药过多，脉浮大而重按豁然，饮食不入。幸得溺清便坚，与局方七气。每剂用人参三钱，肉桂、半夏曲、炙甘草各一钱，生姜四片，四剂霍然。盖肺胀实证居多，此脉虚大，不当以异常论也。（《张氏医通·诸气门下》）

按语：《局方》七气汤，专为服宽膈破气药转剧者而设。肺胀多实证，若虚证则当以扶正温化为主。

案例4

石顽治陆去非，肺痿声飒吐痰，午后发热自汗，左脉细数，右脉虚濡，平昔劳心耽色所致。先与生脉散合保元汤，次与异功散加黄芪，并加姜、枣，与都气丸晨夕兼进，调补半月而热除痰止，月余方得声清。（《张氏医通·诸气门下》）

按语：此培土生金、金水互生之法。

（五）哮病

1.概述

哮病是由于宿痰伏肺，遇诱因或感邪引触，以致痰阻气逆，肺失肃降，气道挛急所致发作性的痰鸣气喘疾患。发作时喉中哮鸣有声，呼吸气促困难，甚则喘息不能平卧为主要表现。本篇所论哮病包括西医学的支气管哮喘、哮喘性支气管炎、嗜酸性细胞增多症（或其他急性肺部过敏性疾患）引起的哮喘。

2. 观点

哮证之治，首重伏痰。张璐认为，哮证多属寒包热邪，所以遇寒即发。治疗时不可纯用寒凉，常须兼带辛散，以小青龙汤最妙。同时张氏还提出了夏月三伏天敷贴治疗的外治法，认为冬病夏治，方能去除病根。冬病夏治的外治法至今在临床上广为使用，疗效显著。

3. 选方

（1）钟乳丸

组成：滴乳石（酒湿研七日，水飞七次，甘草汤煮三伏时，蘸少许捻开，光亮如蠹鱼为度）、麻黄（醋汤泡，焙干）、杏仁（拣去双仁，泡去皮尖）、甘草（炙）等分。

用法：炼白蜜丸，弹子大，五更临卧各噙化一丸，去枕仰卧，勿开言，数日效。

主治：冷哮痰喘，但有血者勿服。

方义：此即麻黄汤去桂枝，麻杏甘石汤去石膏，而易钟乳，互换一味，寒热天渊。《本草》言服钟乳人，一生忌术，以石药剽悍，白术壅滞，犯之恐有暴绝之虞。而《千金》方有二味并用者，又非庸工可以测识也。（《张氏医通》）

（2）冷哮丸

组成：麻黄（炮）、川乌（生）、细辛、蜀椒、白矾（生）、牙皂（去皮弦子，酥炙）、半夏曲、陈胆星、杏仁（去双仁者，连皮尖用）、甘草（生）各一两，紫菀茸、款冬花各二两。

用法：上为细末，姜汁调神曲末打糊为丸，每遇发时，临卧生姜汤服二钱，羸者一钱，更以三建膏贴肺俞穴中，服后时吐顽痰，胸膈自宽。服此数日后，以补脾肺药调之，候发如前再服。

主治：背受寒气，遇冷即发喘嗽，顽痰结聚，胸膈痞满，倚息不得卧。

方义：此少变麻黄附子细辛汤之法，而合稀涎散以涌泄其痰，开发肺气之刚剂。但气虚少食及痰中见血，营气受伤者禁用，以其专司疏泄而无温养之功也。观方下所云，服此数日后，以补脾肺药调之。候发如前再服，擒纵缓急之妙，尽在乎此。（《张氏医通》）

三、心脑病证

（一）心悸

1. 概述

心悸是由气血阴阳亏虚，或痰饮瘀血阻滞，心失所养，心脉不畅，引起心中急剧跳动，惊慌不安，不能自主为主要表现的一种病证；临床一般多呈发作性，每因情志波动或劳累过度而发作，且常伴胸闷、气短、失眠、健忘、眩晕、耳鸣等症；病情较轻者为惊悸，病情较重者为怔忡，可呈持续性。心悸常见于西医学中的各种原因引起的心律失常，如心动过速、心动过缓、期前收缩、心房颤动或扑动、房室传导阻滞、病态窦房结综合征、预激综合征以及心功能不全、心肌炎、一部分神经官能症等。

2. 观点

张璐认为心悸有虚实之分，虚者气血阴阳亏虚，实者痰饮瘀血阻滞，心失所养，心脉不畅，故治疗时兼顾虚实，扶正祛邪，通络复脉。"夫悸之证状不齐，总不外于心伤而火动。火郁而生涎也。若夫虚实之分，气血之辨，痰与饮，寒与热，外感六淫，内伤七情，在临证辨之。"

3. 选方

（1）金匮半夏麻黄丸

组成：半夏（姜汁炮七次）、麻黄（去节）等分。

用法：上二味，为末，蜜丸如小豆，饮服三十丸，日三服。

主治：寒饮停蓄作悸，脉浮紧者。

方义：此形寒饮冷，经脉不利，水停心下而致动悸，故用麻黄以散营中寒，半夏以散心下水，与伤寒水停心下用小青龙汤无异。首论以脉弱为悸，而此汤用麻黄、半夏散寒治水，知其脉必不弱，非弦即紧，盖脉弱为心气不足，岂此药所宜用乎？用丸不用汤者，取缓散水，不取急汗也。（《张氏医通》）

（2）千金茯神汤

组成：茯神、茯苓、人参各一两，菖蒲半两，赤小豆四十粒。

用法：上五味，以水一斗，煮取二升半，分三服。

主治：心虚神气不宁，烦热惊悸。

方义：全方宁心安神，清热定悸。

4. 案例

石顽治老僧悟庵，心悸善恐，遍服补养心血之药，不应。天王补心丹服过数斤，悸恐转增，面目四肢，微有浮肿之状，乃求治于石顽。察其形，肥白不坚；诊其脉，濡弱而滑。此气虚痰饮侵渍于膈上也，遂以导痰汤稍加参、桂通其阳气，数服而悸恐悉除，更以六君子加桂，水泛作丸，调补中气而安。（《张氏医通·神志门》）

按语： 悸即怔忡之谓，心下惕惕然跳，筑筑然动。怔怔忡忡，本无所惊，自心动而不宁，即所谓悸也。若夫虚实之分，气血之辨，痰与饮，寒与热，外感六淫，内伤七情，在临证辨之。本例患者因痰饮而悸，与导痰汤加枣仁祛痰宁神。

（二）胸痹心痛

1. 概述

胸痹心痛是由于正气亏虚、饮食、情志、寒邪等所引起的以痰浊、瘀血、气滞、寒凝痹阻心脉，以膻中或左胸部发作性憋闷、疼痛为主要临床表现的一种病证。轻者偶发短暂轻微的胸部沉闷或隐痛，或为发作性膻中或左胸含糊不清的不适感；重者疼痛剧烈，或呈压榨样绞痛。常伴有心悸，气短，呼吸不畅，甚至喘促，惊恐不安，面色苍白，冷汗自出等。多由劳累、饱餐、寒冷及情绪激动而诱发，亦可无明显诱因或安静时发病。

2. 观点

张璐认为，胸痹心痛，《金匮要略》责之于"阳微阴弦"，重视阳虚阴寒，痹阻心脉，用药时辛温以温阳，开痹以散寒。而在临证还应重视脾肾亏损在本病发病中的作用，因为脾虚易聚湿酿痰，阻碍气血运行；肾亏则心中气阴受损，加重心脏虚损，使胸阳不运，心脉痹阻。因此辨治时分清标本虚实，常按虚实的主次缓急而兼顾同治。

《金匮要略》云：师曰：夫脉当取太过不及，阳微阴弦，即胸痹而痛，所以然者，责其极虚也。今阳虚知在上焦，所以胸痹心痛者，以其阴弦也。胸痹之病，喘息咳唾，胸背痛，短气寸口脉沉而迟，关上小紧数，瓜蒌薤白白酒汤主之。胸痹不得卧，心痛彻背者，瓜蒌薤白半夏汤主之。胸痹胸中气塞，短气，茯苓杏仁甘草汤主之，橘皮枳实生姜汤亦主之。胸痹缓急者，薏苡附子散主之。心中痞，诸逆心悬痛，桂枝生姜枳实汤主之。心痛彻背，背痛彻心，乌头赤石脂丸主之。《千金要方》治胸痹达背痛，用细辛散。胸中逆气，心痛彻背，少气不食，用前胡汤。胸中愊愊如满，噎塞习习如痒，喉中涩燥唾沫，服橘皮枳实生姜汤，不应，用治中汤。胸痹腹背闭满，上气喘息，用下气汤，胸背疼痛，用熨背散，足补《金匮》之未逮。病人胸中似喘不喘，似呕不呕，似哕不哕，彻心中愦愦然无奈者，生姜半夏汤主之。《千金要方》加橘皮、吴茱萸，名通气散，治胸满短气而噎。

盖胸中如太空，其阳气所过，如离照当空，旷然无外，设地气一上，则室塞有加，故知胸痹者，阳气不用，阴气在上之候也。然有微甚不同，微者但通其上焦不足之阳，甚者必驱其下焦厥逆之气。通胸中之阳，以薤白、白酒或瓜蒌、半夏、桂枝、枳实、厚朴、干姜、白术、人参、甘草、茯苓、杏仁、橘皮，择用对证三四味，即成一方，不但苦寒不入，即清凉尽屏，盖以阳通阳，阴分之药，所以不得预也。甚者，则用附子、乌头、蜀椒大辛热，以驱下焦之阴，而复上焦之阳。

3. 选方

（1）瓜蒌薤白白酒汤

组成：瓜蒌实一枚（捣），薤白三两，白酒七升。

用法：上三味，合煮取二升，分温再服。

主治：胸痹喘息，咳唾胸背痛。

方义：方中瓜蒌涤痰宽胸；薤白辛温通阳，豁痰下气；白酒即初熟的米酒，其气轻扬，能引药上行，宣通上焦阳气。（《金匮要略》）

（2）乌头赤石脂丸

组成：蜀椒（熬，去汗）、赤石脂各二两，乌头一枚（炮），附子一枚（炮），干姜一两（炮）。

用法：上五味，为末，蜜丸梧子大，先食服十丸，日三服，不知，稍加服。

主治：心痛彻背，背痛彻心。

方义：方中用蜀椒、乌头，一派辛辣，以温散其阴邪，然恐胸背既乱之气难安，即于温药队中，取用干姜、赤脂之涩，以填塞厥气攻冲之经隧，俾胸之气自行于胸，背之气自行于背，各不相犯，其患乃除。今人但知有温经、补气、行气、散气诸法，不知有填塞邪气攻冲之窦也。（《张氏医通》）

（3）前胡汤（《千金》）

主治：胸中逆气，心痛彻背，少气不食。

组成：前胡、桂心、半夏、芍药各二钱，黄芩、当归、人参、甘草各一钱，生姜三片，大枣三枚，竹叶一握。

用法：上十一味，水煎，去滓，日三服。一方，无竹叶，多茯苓、麦门冬、胶饴。

方义：方以前胡取名，取其下气，气下则寒热诸邪，解散无余，并开通经络，使气从外分解。心手之灵若此，非拘于绳墨者之可测识也。（《张氏医通》）

（三）眩晕

1. 概述

眩晕由风阳上扰，痰瘀内阻等导致脑窍失养，脑髓不充，以头晕目眩、视物运转为主要表现。眩晕是临床常见症状，可见于西医的梅尼埃综合征、高血压病、低血压、脑动脉硬化、椎–基底动脉供血不足、贫血、神经衰弱等。

2. 观点

眩晕有虚、实之分，多由风阳上扰，痰瘀内阻等致脑窍失养，脑髓不充而作。张氏认为外感六淫，内伤七情，皆能眩晕，然无不因痰火而作。谚云：无火不动痰，无痰不作晕。须以清火豁痰为主，而兼治六淫之邪，无不愈者。七情郁而生痰，亦令头眩，但见于郁悒之人及妇女辈。因虚致眩，虽定后，而常欲向火，欲得暖手按者，阳气不足故也，附子理中汤。肥白人眩晕，清火降痰为先，而兼补气药。土虚木郁，化火生痰，培其中土，运化可司，则火散痰消。

3. 选方

秘旨正元散

组成：人参三两（用川乌一两，煮汁收入，去川乌），白术二两（用橘皮五钱，煮汁收入，去橘皮），茯苓二两（用肉桂六钱，酒煎收入晒干，勿见火，去桂），甘草一两五钱（用乌药一两，煎汁收入，去乌药），黄芪一两五钱（用川芎一两，酒煎收入，去川芎），薯蓣一两（用干姜三钱，煎汁收入，去干姜）。

用法：上六味，除茯苓，文火缓缓培干，勿炒伤药性，杵为散，每服三钱。水一盏，姜三片，红枣一枚（擘），煎数沸，入盐一捻，和滓调服，服后饮热酒一杯以助药力。

主治：命门火衰，不能生土，吐利厥冷，有时阴火上冲，则头面赤热，眩晕恶心，浊气逆满，则胸胁刺痛，脐腹胀急。

方义：此方出自虞天益《制药秘旨》，本《千金方》一十三味，却取乌头、姜、桂等辛燥之性，逐味分制四君、芪、薯之中，较七珍散但少粟米而多红豆，虽其力稍逊原方一筹，然雄烈之味，既去其滓，无形生化有形，允为温补少火之驯剂，而无食气之虞，真《千金》之功臣也。（《张氏医通》）

4. 案例

案例 1

石顽治司业董方南夫人，体虽不盛，而恒有眩晕之疾，诊其六脉皆带微弦，而气口尤甚。盖缘性多郁怒，怒则饮食不思，恒服消导之味，则中土愈困，饮食皆化为痰，痰从火化而为眩晕矣，岂平常肥盛多湿之痰可比例乎？为疏六君子方，水泛为丸，服之以培中土，中土健运，当无敷化不及，留结为痰而成眩晕之虑，所谓治病必求其本也。(《张氏医通·诸风门》)

按语： 土虚木郁，化火生痰，培其中土，运化可司，则火散痰消。

案例2

朔客梁姓者，初至吴会，相邀石顽往诊。时当夏月，裸坐盘餐，倍于常人，而形伟气壮，热汗淋漓于头项间，诊时不言所以，切其六脉沉实，不似有病之脉，唯两寸略显微数之象，但切其左，则以右掌抵额；切其右，则易左掌抵额，知其肥盛多湿，而夏暑久在舟中，时火鼓激其痰，而为眩晕也。询之果然。因与导痰汤加黄柏、泽泻、茅术、厚朴，二服而安。(《张氏医通·诸风门》)

按语： 素多痰湿，夏暑近水又多湿热，久在舟中，晃动之性，则易生风，如此风、湿、痰、热互结而眩晕，则必然也。

案例3

又治松陵贡士吴友良，年逾古稀，头目眩晕，乃弟周维，素擅岐黄，与补中益气数服，始用人参一钱，加至三钱，遂痞满不食，坐不得卧三昼夜，喃喃不休。仲君孝廉谦六，相延石顽往候。见其面赤，进退不常，左颊聂聂瞤动。诊其六脉皆倔，或七八至一歇，或三四至一歇。询其平昔起居，云是知命之年，便绝欲自保，饮啖自强，此壮火灼阴而兼肝风上扰之兆。与生料六味除去茱萸，易入钩藤，大剂煎服，是夜即得酣寝。其后或加鳖甲，或加龙齿，或加枣仁。有时妄动怒火，达旦不宁，连宵不已，则以秋石汤送灵砂丹，应如桴鼓。盛夏酷暑，则以小剂生脉散代茶，后与六味全料调理，至秋而安。(《张氏医通·诸风门》)

按语：本为火甚，而助升其气，实其实也，故当壮水之主，以制其火。

（四）中风

1. 概述

中风病是由于正气亏虚，饮食、情志、劳倦内伤等引起气血逆乱，产生风、火、痰、瘀，导致脑脉痹阻或血溢脑脉之外为基本病机，以突然昏仆、半身不遂、口舌歪斜、言语謇涩或不语、偏身麻木为其主要临床表现的病证。根据脑髓神志受损程度的不同，有中经络、中脏腑之分，并有相应的临床表现。本病多见于中老年人。四季皆可发病，尤以冬春两季最为多见。西医学中的急性脑血管疾病与本病相近，包括缺血性中风和出血性中风，相当于短暂性脑缺血发作、局限性脑梗死，自发性脑出血和蛛网膜下腔出血等。

2. 观点

张璐治疗中风，重视鉴别内伤外感及虚实攻补之用，强调治虚者，当察其在阴在阳而直补之；治实者，但察其因痰因气而暂开之。若不辨虚实，只以风之为名，多用风药，以不足为有余，多致误病。

中风之脉，皆真气内亏，风邪得以斩关直入。即南方类中卒倒，虽当分属虚属火属痰，总由肾气衰微，不能主持，是以脉不能沉，随虚风鼓激而见浮缓之象。当知中风之人，皆体肥痰盛，外似有余，中实不足，加以房室内贼，遂致卒倒昏迷。其初中之时，周身之气，闭滞不行，故多沉伏；少顷气还微省，则脉随气奔而见洪盛，皆风火痰湿用事也。故凡治类风者，专宜培补真阴以救根本，则风燥自除矣。然外感者，非曰绝无虚证，气虚则虚也；内伤者，非曰必无实证，有滞则实也。治虚者，当察其在阴在阳而直补之；治实者，但察其因痰因气而暂开之。此于内伤外感及虚实攻补之间，最当审其有无微甚而酌其治也。甚至有元气素亏，卒然仆倒，上无痰，下失禁，瞑目昏沉，此厥竭之证，尤与风邪无涉，设非大剂参、附，安望其复真气于将绝之顷哉？倘不能察其表里，又不能辨其虚实，但以风之为名，多用风药，不知风药皆燥，燥复伤阴，风药皆散，散复招风，以内伤作外感，以不足为有余，是促人之死也。

3.选方

（1）侯氏黑散（《金匮》）

组成：菊花三两，白术一两，防风八钱，桔梗六钱，黄芩四钱，人参、茯苓、细辛、当归、干姜、芎䓖、桂枝（熬）、矾石各二钱二分。

用法：上十四味，杵为散，酒服方寸匕，日三服。初服二十日用温酒调服，禁一切鱼、肉、大蒜。常宜冷食，六十日止，即药汁在腹中不下也，热食即下矣，冷服自能助药力。

主治：大风四肢烦重，心中恶寒不足。

方义：《外台》借此治风癫疾。大风四肢烦重，脾土受风水之制，土气内结，不能敷布于四末也，心下恶寒不足者，胸中为浊气填塞，心火内蕴，不得发越，热极反兼寒化也。方中用菊花为君，以解心下之蕴热，防、桂、辛、桔以升发腠理，参、苓、白术以实脾杜风，芎、归以润燥熄火，牡蛎、矾石以固涩肠胃，使参、术之性，留积不散，助其久功。干姜、黄芩一寒一热，寒为风之向导，热为火之反向也。用温酒服者，令药性走表以开其痹也。冷食而禁诸热物者，恐矾得热而下，不能尽其药力，以矾石性得冷即止，得热则下也。郭雍曰：黑散本为涤除风热，方中反用牡蛎、矾石止涩之味，且令冷食使药积腹中，然后热食，则风热痰垢与药渐次而下也。（《张氏医通》）

（2）地黄饮子

组成：熟地黄三两，巴戟天（酒浸，去骨）、肉苁蓉（酒浸，去腐，切焙）、山茱萸（去核）、石斛、附子（炮）、白茯苓、石菖蒲、远志（甘草汤炮，去骨）、甜肉桂、麦门冬（去心）各一两，五味子（五钱）。

用法：共为粗末，每服五钱，生姜五片，大枣一枚，薄荷七叶，水煎，日二服，服无时。

主治：肾气不上交于心，舌瘖足痱。

方义：喻嘉言曰：方中桂、附、巴戟，原为驱浊阴痰涎而设，不可执己见而轻去之。

（3）天麻丸

组成：天麻、牛膝（二味酒浸二日，焙）、川草薢、黑参、羌活各四两，杜仲（酒炒）七两，附子（炮，去皮）一枚，当归十两，生地黄（酒浸，焙）十六两。

用法：为末，炼白蜜丸，清晨沸汤，临卧温酒送七十丸。

主治：肾脏虚热生风。

方义：方中虽以归、地补养阴血为君，其妙用全在天麻与牛膝同浸同焙，俾风痰浊湿咸从下趋而不敢上逆，得力又在附子之雄，引领归、地直入下焦，填补其空，使风邪无复入之虑。草薢、杜仲以祛在里湿热，羌活、黑参以疏在表风热，标本合治有法，敛散各得其宜。（《张氏医通》）

4.案例

案例1

石顽治春榜赵明远，平时六脉微弱，己酉九月，患类中风，经岁不瘥，邀石顽诊之。其左手三部弦大而坚，知为肾脏阴伤，壮火食气之候。且人迎斜内向寸，又为三阳经满，溢入阳维之脉，是不能无颠仆不仁之虞。右手三部浮缓，而气口以上微滑，乃顽痰涌塞于膈之象。以清阳之位而为痰占据，未免侵渍心主，是以神识不清，语言错误也。或者以其神识不清，语言错误，口角常有微涎，目睛恒不易转，以为邪滞经络，而用祛风导痰之药，殊不知此本肾气不能上通于心，心脏虚热生风之证，良非风燥药所宜。或者以其小便清利倍常，以为肾虚，而用八味壮火之剂，殊不知此证虽虚，而虚阳伏于肝脏，所以阳事易举，饮食易饥，又非益火消阴药所宜。或者以其向患休息久痢，大便后常有淡红渍沫，而用补中益气，殊不知脾气陷于下焦者，可用升举之法，此阴虚久痢之余疾，有何清气在下可升发乎？若用升、柴升动肝肾虚阳，鼓激膈上痰饮，能保其不为喘胀逆满之患乎？是升举药不宜轻服也。今举河间地黄饮子助其肾，通其心，一举而两得之。但不能薄滋味，远房室，则药虽应病，终无益于治疗也。唯智者善为调摄，为第一义。(《张氏医通·中风门》)

按语： 此证虽症状种种，而其根本为阴阳两虚、心肾不通之故，张氏去伪存真，直击病本，治以河间地黄饮子，可见慧眼。

案例 2

又治御前侍卫金汉光如夫人，中风四肢不能举动，喘鸣肩息，声如拽锯，不能著枕，寝食俱废者半月余，方邀治于石顽。诊其脉，右手寸关数大，按久无力，足内愈虚。左手关尺弦数，按之渐小，唯寸口数盛。或时昏眩，或时烦乱。询其先前所用诸药，皆二陈、导痰，杂以秦艽、天麻之类；不应，又与牛黄丸，痰涎愈逆，危殆益甚。因疏六君子，或加胆星、竹沥，或加黄连、当归。甫四剂而喘息顿除，再三剂而饮食渐进，稍堪就枕，再四剂而手足运动。十余剂后，屏帏之内，自可徐行矣。因思从前所用之药，未常不合于治，但以痰涎壅盛，不能担当，峻用参、术开提胃气。徒与豁痰，中气转伤，是以不能奏功耳。(《张氏医通·中风门》)

按语： 此证正虚邪盛，唯驱邪而不知扶正，则正愈虚而邪更盛，况脾为生痰之源，当扶脾气断病源为主，去痰祟为辅，是为正道。

案例3

又治汉川令顾莪在夫人，高年气虚痰盛，迩因乃郎翰公远任广西府，以道远抑郁，仲春十四夜，忽然下体堕床，便舌强不语，肢体不遂，以是日曾食湿面。诸医群议消导，消导不应，转增困惫，人事不省，头项肿胀，事在危急，急邀石顽诊之。六脉皆虚濡无力，诸医尚谓大便六七日不通，拟用攻下。余谓之曰：脉无实结，何可妄攻？莪在乔梓，皆言素有脾约，大便常五七日一行，而艰苦异常，乃令先小试糜饮，以流动肠胃之枢机。日进六君子汤，每服用参二钱，煎成炖热，分三次服。四剂后，自能转侧，一大便自通。再四剂，手足便利，自能起坐。数日之间，倩人扶掖徐行，因切嘱其左右谨防，毋使步履有失，以其气虚痰盛，不得不防杜将来耳。(《张氏医通·中风门》)

按语：大便虽六七日不通，而脉却虚濡无力，绝非孟浪攻下之剂可用，而制其脾约，恰为对证，待便一通，正气流转，则危证变安矣。

案例4

又治松陵沈云步先生，解组归林，以素禀多痰，恒有麻木之患，防微杜渐，不无类中之虞，乃谋治于石顽。为疏六君子汤，服之颇验。而性不喜药，入秋以来，渐觉肢体不遂，复邀诊治。脉软滑中有微结之象，仍以前方除去橘皮，加归、芪、巴戟，平调半月而安。然此证首在节慎起居，方能永保贞固，殊非药力可图万全也。(《张氏医通·中风门》)

按语：中风一证，虽关禀赋，然其起居饮食之伤，最为关切，唯有标本相合，知养生长寿之道，方为上策。

（五）痫病

1.概述

痫病是指脏腑受伤，神机受累，元神失控所致，以突然意识丧失，发则仆倒，不省人事，两目上视，口吐涎沫，四肢抽搐，或口中怪叫，移时苏醒，一如常人为主要临床表现的一种发作性疾病。亦称"癫痫"，俗称"羊癫风"。西医学中，痫病主要指癫痫，包括原发性癫痫和继发性癫痫。

2. 观点

张璐认为，痫证多属肾水本虚不能制火，热盛而生风，故治法要以补肾为本，豁痰为标，随经见证用药。但其脉急实及虚散者不治，细缓者虽久剧可治。

石顽曰：痫证往往生于郁闷之人，多缘病后本虚，或复感六淫，气虚痰积之故。盖以肾水本虚不能制火，火气上乘，痰壅脏腑，经脉闭遏，故卒然倒仆，手足搐搦，口目牵掣，乃是热盛生风之候。

3. 选方

凉膈散

组成：川大黄、朴硝、甘草各二十两，山栀子仁、薄荷叶（去梗）、黄芩各十两，连翘二斤半。

用法：每二钱，水一盏，入竹叶七片，蜜少许，煎至七分，去滓，食后温服。

主治：上中二焦邪郁生热证。

方义：清上泻下，即清散中上焦的郁热，治疗中上焦郁热证。配伍特点是清上泻下并行，以泻代清。两者结合，体现了一种中上二焦热毒从下窍排出的治法。

四、脾胃肠病证

（一）痞满

1. 概述

痞满是指以自觉心下痞塞，胸膈胀满，触之无形，按之柔软，压之无痛为主要症状的病证。按部位痞满可分为胸痞、心下痞等。常见于西医学的慢性胃炎（包括浅表性胃炎和萎缩性胃炎）、功能性消化不良、胃下垂等疾病中出现的上腹胀满不舒的症状。

2. 观点

痞满有虚实之分，分为伤寒痞满、杂病痞满，而仲景五泻心汤为治疗痞满的经典方。张氏认为，阴阳不交曰痞，上下不通为满，故欲通上下，交阴阳，必和其中。所谓中者，脾胃是也，使中气得和，上下得通，阴阳得位，才能消除痞满。

3. 选方

（1）增损流气饮

组成：半夏、赤茯苓、陈皮各一钱，甘草（炙）五分，苏叶、香附、槟榔（大便溏者，去之）、木香、大腹皮、枳壳、桔梗各七分，人参一钱五分，肉桂、厚朴（姜制）各八分，生姜七片，红枣二枚（擘）。

用法：水煎热服。

主治：诸气郁滞，胸膈痞满，面目浮肿。

方义：十六味增损流气饮，以二陈加入破气诸药，杂合成剂，施之藜藿，往往克应，遂为名方。其木香流气饮，依傍局方七气、金匮四七，似觉彼善于此，然亦杂乱无章。至于分心流气饮、分气紫苏饮，皆仿佛流气，

风斯愈下。今只取木香流气，删其繁芜，以为存羊之意。(《张氏医通》)

（2）木香槟榔丸（《宝鉴》）

组成：木香、槟榔、枳壳（炒）、青皮（炒）、陈皮（炒）、广茂（煨）、黄连各一两，黄柏（炒）、香附（醋炒）、大黄（酒蒸）、牵牛（腹满便秘用黑者，喘满膈塞用白者，取头末）各二两。

用法：滴水为丸，豌豆大，每服三五十丸至七十丸，姜汤送下，以利为度。

主治：一切滞气，心胸腹胁痞满，大小便涩滞不快。

方义：本方去陈皮、广茂、香附、黄连、黄柏、大黄、牵牛，加杏仁、半夏、皂角、郁李仁，蜜丸姜汤下五十丸，即御药院木香槟榔丸专主痰癖风秘，宝鉴方治气痞热秘，各有彼宜。(《张氏医通》)

4. 案例

案例 1

石顽治内兄顾九玉，颁诏假道归吴，大暑中患胸痞颅胀。脉得虚大而濡，气口独显滑象，此湿热泛滥于膈上也。与清暑益气二剂，烦胀止而胸痞不除。与半夏泻心汤减炮姜，去大枣，加枳实，一服而愈。(《张氏医通·诸气门上》)

按语：本案为暑邪伤气，湿热痞结之证。湿热阻滞中焦，升降失司，故胸痞颅胀，先与清暑，复与泻心，药到病除。病有缓急，治有先后，因受暑致病，故先用清暑益气汤以治暑，后用半夏泻心汤以除痞。痞为寒热之气互结而成，黄连、黄芩味苦寒，以黄连为君，黄芩为臣，以降阴而升阳也。半夏性味苦温，干姜性味辛热，以半夏、干姜为佐，以分阴而行阳也。甘草甘平，大枣甘温，人参味甘温。阴阳不交曰痞，上下不通为满。欲通上下，交阴阳，必和其中。所谓中者，脾胃是也。脾不足者，以甘补之，故用人参、甘草、大枣为使，以补脾和中。中气得和，上下得通，阴阳得位，则痞除热消而病解。本方去大枣者，恐其滞膈也，加枳实者，以加强泻热除痞之力也。

案例 2

内翰缪钧间尊大人子长老先生，青年罢职，乐志林泉，偶因小愤，遂眩晕痞闷，三月来服豁痰利气药不应，反觉疲倦，饮食日减，下元乏力。至七月下浣，邀石顽诊之。六脉似觉有余，指下略无冲和之气，气口独滞不调，时大时小，两尺俱濡大少力。此素多痰湿，渐渍于水土二经，复加剥削之剂屡犯中气，疲倦少食，迫所必至。法当先调中气，输运水谷之精微，然后徐图温补下元，为疏六君子汤加当归兼调营血，庶无阳无以化之虞。其如夫人久患崩淋，遍服诸血药罔效，以补中益气加制香附、乌梅，升举其阳兼调其气，所谓病在下取之上，端不出古圣之成则耳。(《张氏医通·诸气门上》)

按语：脾司运化之职，专事剥削之剂，而不扶脾胃，运化不能，病何以愈。

（二）腹痛

1. 概述

腹痛是指因外感时邪、饮食不节、情志失调、阳气素虚导致胃脘以下、耻骨毛际以上部位发生疼痛为主症的病证。腹痛是临床上极为常见的一个症状，可见于内科、外科、妇科等疾病。内科腹痛常见于西医学的肠易激综合征、消化不良、胃肠痉挛、不完全性肠梗阻、肠粘连、肠系膜和腹膜病变、泌尿系结石、急慢性胰腺炎、肠道寄生虫等。

2. 观点

张璐认为，凡治腹痛，必用温散之法，并对各种症状的腹痛都提出了具体的治法。

张璐曰:"腹痛用温药不效,痛愈甚,大便秘者,微利之,平胃散加藿香、半夏、紫苏、木香、大黄;虚人,人参养胃汤。时痛时止,热手按而不减,脉洪数者,热也,二陈汤加厚朴、枳实、芩、连、木香、枳实、木通;虚人,六君子加香砂、猪苓、泽泻。感暑而痛,或泻利并作,脉必虚豁,十味香薷饮。感湿而痛,小便不利,大便溏泄,胃苓汤……因客寒作痛者,脉必弦缓,小建中加炮姜……七情内结,心腹绞痛,不能饮食,时作时发,发即欲死,七气汤选用。酒积作痛,曲蘖丸。食积作痛,保和丸,虫痛者,懊恼作痛,上下不定,痛有休止,或有块梗起,痛则呕吐清水,当从虫积治之。"足见张璐对治疗腹痛的临床经验相当丰富。

3. 选方

调肝散

组成:半夏一两,肉桂、木瓜、当归、川芎、牛膝各五钱,细辛、石菖蒲、酸枣仁(炒)、甘草(炙)各三钱。

用法:为散,每服四钱。入姜五片,枣二枚,水煎,去滓热服。

主治:郁怒伤肝,腰痛,或小腹偏左结痛。

方义:用辛味横行而散肝脉之结,甘味舒缓肝脉之急。

4. 案例

又治一人,六月投渊取鱼,至深秋雨凉,半夜小腹痛甚大汗,脉沉弦细实,重取如循刀责责然。夫腹痛脉沉弦细实,如循刀责责然,阴邪固结之象,便不当有汗,今大汗出,此必瘀血留结,营气不能内守而渗泄于外也。且弦脉亦肝血受伤之候,与大承气加桂二服,微利痛减。连日于未申时,复坚硬不可近,与前药加桃仁泥,下紫血升余痛止。脉虽稍减而责责然犹在,又以前药加川附子,下大便四五行,有紫黑血如破絮者二升而愈。

（《张氏医通·诸痛门》）

按语： 凡治腹痛，必用温散，如川芎、苍术、香附之类。白芍能治血虚腹痛，唯脉弦发热者为宜。其性酸寒收敛，无温散之功，若气虚者服之，反伤脾胃也，绵绵而痛无增减，欲得热手按及喜热饮食，脉沉迟者，寒也，理中汤加肉桂、香、砂。本例患者为瘀血留结致营涩作痛，大承气汤先后加桂、桃仁、附子下得瘀血而愈，所谓治病必求其本。

（三）呕吐

1. 概述

呕吐是由于胃失和降、胃气上逆所致的以饮食、痰涎等胃内之物从胃中上涌，自口而出为临床特征的一种病证。有物有声谓之呕，有物无声谓之吐，无物有声谓之干呕。呕与吐常同时发生，很难截然分开，故并称之呕吐。常见于西医学的急性胃炎、胃黏膜脱垂症、神经性呕吐；幽门痉挛、幽门梗阻、贲门痉挛、十二指肠壅积症、肠梗阻；急性肝炎、急性胆囊炎、急性胰腺炎、胆石症、胆道蛔虫症、急性阑尾炎；心源性呕吐、尿毒症、颅脑疾病、细菌性食物中毒、内耳性眩晕、急性传染性疾病早期。

2. 观点

张氏认为，呕吐之治，须分辨寒热虚实。实者有邪，去其邪则愈。其虚者无邪，则全由胃气之虚也。呕家虽有火证，但多以寒邪犯胃，此胃寒者十居八九，内热者十止一二，而外感之呕，寒邪尤多，不宜妄用寒凉药。

3. 选方

（1）千金麦门冬理中汤

组成：麦门冬（去心）、白术各五钱，甘草（炙）、茯苓各二钱，人参、橘皮、莼心、葳蕤各三钱，芦根一握（生），竹茹一团（鸡子大），生姜四钱，陈米一合。

用法：上十二味，水煎，温分日三服。

主治：漏气，上焦热，腹满不欲饮食，食则先呕后泻，身热痞闷。

方义：胃虚火逆，不可误认虚寒，轻用温补之剂也。（《张氏医通》）

（2）人参汤

组成：人参、黄芩、知母、葳蕤、茯苓各三钱，白术、栀子（姜汁炒黑）、陈皮、芦根各四钱，石膏（煅）八钱。

用法：上十味，水煎，温服日三。

主治：下焦热，气逆不续，呕逆不禁，二便不通，名曰走哺。（《张氏医通》）

方义：走哺漏气，皆属火淫于内，火性急速，故得食则既吐且利，是名漏气；若得食即呕而便溺不通者，则为走哺，总是胃虚火逆所致。观麦门冬理中汤、人参汤二方可知，不可误认虚寒，轻用温补之剂也。

4.案例

案例1

王御九仲君，因惊恐受病，时方晚膳，即兀兀欲吐而不得出，遂绝粒不食，而起居自如，半月以来，医祷不灵，举家无措。向后醇酒膏粱，略无阻碍，唯是谷气毫不可犯，犯之辄呕。吴中名师从未有一识其为何病者，然各逞臆见，补泻杂陈，丹方迭进，牛黄、狗宝、虎肚、猫胞，总无交涉。两三月来，湿面亦得相安，但完谷一试，虽极糜烂，立时返出。延及八月，莫可谁何，偶遇一人谓言，此病非药可除，今用生鹅血，乘热饮之，一服便安。此虽未见于方书，揆之于理，谅无妨碍。一阳之夜，遂宰一鹅，取血热饮，下咽汩汩有声，忍之再三，少顷呕出瘀血升许，中有血块数枚，是夜小试稀糜，竟不吐出，其后渐能用饭，从少至多，无藉汤药而安。常思此病之不可解者，胃既不安稼穑，何反胜任血肉之味？今饮鹅血，呕出宿瘀顿愈。因考本草言：鹅性凉，利五脏。《千金方》云：射工毒虫，鹅能食之，可知其有祛风杀虫，解毒散血之功也。今用其血以开其结，确有至理。逆推受病之源，原因惊恐所致，惊则气乱，载血上逆，而兀兀欲吐，若彼时吐出，却无菀积于中，胃气阻逆之患矣。(《张氏医通·诸呕逆门》)

按语：本例呕吐因惊恐所致，惊则气乱，载血上逆。今以鹅血散其瘀血，开其气结，使之菀积祛除，胃气和降。

案例2

石顽疗吴江署篆张公，年壮体丰，恒有呕逆痰涎之恙，六脉每带濡滑，唯二陈加枳、术、石斛辈，服之应手。良由政务繁冗，心力俱劳所致耳。(《张氏医通·诸呕逆门》)

按语：本例患者因劳倦思虑过度，伤及脾胃，而致痰湿内蕴。濡滑之脉，虚而生痰之故，二陈加味，除湿化痰，兼健脾气，必对证应手。

（四）噎膈

1. 概述

噎膈是指吞咽食物哽噎不顺，饮食难下，或纳而复出的疾患。噎即噎塞，指吞咽之时哽噎不顺；膈为格拒，指饮食不下。噎虽可单独出现，而又每为膈的前驱表现，故临床往往以噎膈并称。噎膈常见于西医学中的食道癌、贲门癌、贲门痉挛、食道贲门失弛缓症、食管憩室、食道炎、食道狭窄、胃神经官能症等。

2. 观点

张氏认为，噎膈多为津液干枯，梗塞上焦，而多致气血不畅，或气滞气逆，或血瘀，故治疗不忘养阴生津，顺气祛瘀。

3. 选方

（1）开关利膈丸（《宝鉴》名人参利膈丸）

组成：木香、槟榔各七钱，人参、当归（酒洗）、藿香、甘草（炙）、枳实（炒）各一两，大黄（酒蒸）、厚朴（姜制）各二两。

用法：滴水为丸，梧子大，每服三五十丸，食后米饮下。

主治：肠胃壅滞，噎膈不通，大便燥结。

方义：此本小承气加人参、当归等味，意在养正祛邪，而实攻多于补，唯热壅膈塞用之庶为得宜。然噎膈之燥结，皆由五志抑郁，伤耗精气而成，非有热邪留结，可攻下而除也，用方者审诸。（《张氏医通》）

（2）五噎丸（《千金》）

组成：干姜、蜀椒、吴茱萸、桂心、细辛各一两，人参、白术各二两，橘皮、茯苓各一两半，附子一枚（炮）。

用法：上为细末，炼白蜜丸，梧子大，酒服十五丸，日三服，渐加至三十丸。

主治：胸中久寒，呕逆妨食，结气不消。

（3）五膈丸（《千金》）

组成：麦门冬三两（去心），甘草二两，蜀椒（炒，去汗）、远志肉、桂心、细辛、干姜（炮）各一两，附子一枚（炮），人参二两。

用法：上为细末，炼白蜜丸弹子大，先食含一丸，细细咽之，喉中胸中当热，药丸稍尽，再含一丸，日三夜二服，七日愈。

主治：饮食不得下，手足冷，上气喘息。

方义：五噎、五膈二丸，同用参、附、椒、辛、姜、桂之属，一以肝气上逆，胃气不下而呕噎，故用萸、橘以疏肝降逆，苓、术以健胃通津，一以肾气不蒸，肺胃枯槁而不纳，故用冬、草以滋肺和胃，远志以补火生

土。膈塞而饮食不纳者，时用大丸噙之。(《张氏医通》)

4. 案例

案例 1

石顽治朱彦真酒膈，呕逆不食，每日唯痛饮热酒一二觥，少顷即作酸呕出，膈间大痛，杂治经年不效，良由平昔好饮热酒所致。此即丹溪所谓好饮热酒，死血留胃口之候，授以人参散。方用人参一两，煎成，加麝香半分，冰片三厘，三剂便能进食，盖麝片善散胃口之痰与瘀血耳。十剂后改服柏子仁汤，半月而安。二方出自《云歧》，人多未知，每以予为尚异，何可为之辨耶？(《张氏医通·诸呕逆门》)

按语： 古人指噎膈为津液干枯，故水液可行，干物梗塞，为槁在上焦。本例患者膈间大痛为死血留胃口，故与人参散化瘀利膈。方中人参、麝香、冰片散胃口之痰与瘀血，痰瘀既去，再予柏子仁汤养血润燥以善后。江浙人好热饮黄酒，多有发噎膈之证。此证最忌燥药，以人参益气生津，麝香通膈，且可入络散血，良方。

案例 2

又治沈锡蕃，平昔大便燥结，近患噎膈，不能安谷者月余。虽素禀丰腴，近来面色皎白，大非往昔，时方谷雨，正此证危殆之际，始求治于石顽。诊得六脉沉涩，按久则衰，幸举指即应，为疏六君子汤，下一味狗宝作散调服。甫十剂而呕止食进，再十剂而谷肉渐安，更十剂起居如故。唯是大便尚觉艰难，乃以六味丸去泽泻，加归、芍、首乌作汤，服至月余，便溺自如，秋深更服八味丸三月而康。大抵噎膈之人，体肥痰逆者可治，枯癯津衰者多不可治。同时有同道王公峻患此，禀气病气，与沈相类，误信方士，专力委之而致不起。顾人月亦患此证，自谓脉急不当用参，日服仙人对坐草而毙。郭孝闻八月间噎食艰进，六脉弦劲搏指，延至来春三月告殂。然瘦人间有可疗者，昔秦伯源噎膈呕逆，而形神枯槁，神志郁抑，且不能胜汤药之费，予门人邹恒友，令其用啄木鸟入麝熬膏，时嗅其气以通其结，内服逍遥散加香、砂以散其郁，不数剂所患顿除。厥后海货行陈君用噎膈，亦用此法而愈。两君至今色力尚强。又一农人，噎膈不食，时呕清涎如赤豆沙水，此属血瘀于内可知，庸师不审，误用消克破气药，而致绝粒不食，殆所必至。其邻里怜其贫窭，乃述其病苦，求救于予。遥拟一方，用桂苓饮加当归、桃仁、丹皮、牛膝，用熬枯黑糖，和䗪虫浆调服，下溏黑如污泥者甚多。当知农人戮力受伤，血郁于内而致呕逆，但当攻其积血，呕逆自己，孰谓治病不求其本，而可轻议其药哉？（《张氏医通·诸呕逆门》）

按语：所谓体肥痰逆者可治，枯癯津衰者多不可治，其要旨即在于胃津之存亡，胃津若存，随证用药，自收功效。

（五）泄泻

1. 概述

泄泻是由于外感时邪，内伤饮食情志，脏腑功能失调而导致脾失健运，引起以排便次数增多，粪质稀薄或完谷不化，甚泻如水样为特征的病证。常见于西医学的急慢性肠炎、胃肠功能紊乱、肠结核等肠道疾病。

2. 观点

张氏认为，泄泻无不由脾胃，或外感邪气，或肝气乘犯，或肾气亏虚，总是通过侵犯脾胃，而致运化失职，大肠传导失司，水湿内停而致。故治疗辨别泄泻之因才是关键。

3. 选方

（1）四柱饮（《局方》）

组成：人参一两，茯苓、附子（炮）、木香（煨）各五钱。

用法：上为细末，服四钱，入生姜五片，大枣一枚，煎如稀糜，入盐一字调服。

主治：泻利滑脱不止。

方义：四药合用温阳益气，健脾止泻。用治元脏气虚，真阳耗败，两耳常鸣，脐腹冷痛，头眩目晕，四肢倦怠，小便滑数，泄泻不止。

（2）六柱饮

组成：四柱饮加诃子肉，豆蔻减半。

用法：上为细末，服四钱，入生姜五片，大枣一枚，煎如稀糜，入盐一字调服。

主治：滑脱不止，泻利完谷。

方义：加诃子肉，肉豆蔻加强固涩止泻作用。

（3）二神丸

组成：补骨脂（炒）、肉豆蔻（生用），等分。

用法：为细末，蒸饼丸，梧子大，每服二钱，米汤、温酒任下。

主治：肾脏阳虚，五更泄泻。

方义：此方补骨脂温肾暖脾，肉豆蔻温脾暖胃，故能温脾暖胃，固肠止泻。

（4）四神丸

组成：二神丸加吴茱萸、木香减半。如阴虚恶燥，去木香，以五味子代之。

用法：为细末，蒸饼丸，梧子大，每服二钱，米汤、温酒任下。

主治：肾虚肝气逆满，不能消克，腹胀泄泻。

方义：此方由二神丸和五味子散二方组合而成。方中补骨脂温肾暖脾为君；吴茱萸温中散寒，肉豆蔻温脾暖胃，涩肠止泻为臣。二者相配，脾肾兼治，使命门火足则脾阳得以健运，温阳涩肠之力相得益彰。五味子酸敛固涩，合生姜温胃散寒，大枣补脾养胃，共为佐使。盖久泻皆由于肾命火衰，不能专责脾胃，故大补下焦元阳，使火旺土强，则能制水而不复妄行矣。

4. 案例

石顽治总戎陈孟庸，泻利腹胀作痛，服黄芩、白芍之类，胀急愈甚，其脉洪盛而数，按之则濡，气口大三倍于人迎。此湿热伤脾胃之气也，与厚朴生姜甘草半夏人参汤二剂，痛止胀减，而泻利未已，与干姜黄连人参汤二剂，泻利止而饮食不思，与半夏泻心汤二剂而安。(《张氏医通·大小腑门》)

按语： 本例患者中焦湿热，下焦虚寒，故单纯用黄芩、白芍之类胀急愈甚，用厚朴生姜甘草半夏人参汤痛胀止减而泄利未已，与干姜黄连人参汤则泻利止而饮食不思，与半夏泻心汤，其中参、甘、姜、枣温补中脘，芩、连清泻上焦，半夏降胃消痞，终于除病得安。可谓真善用仲景方也。

（六）痢疾

1. 概述

痢疾，古称"肠澼""滞下""下利"等。是因外感湿热或时邪疫毒，内伤饮食而致邪滞肠腑，气血壅滞，传导失司，以腹痛腹泻，里急后重，痢下赤白黏冻或脓血便为主要临床表现的具有传染性的外感疾病。多发于夏秋季节。常见于西医学的细菌性痢疾、阿米巴痢疾、结肠病变等。

2. 观点

张氏认为，痢之一证，古称肠澼，皆由感受外邪或饮食所伤，复以内伤七情之故，久痢又必不离于脾肾虚弱，始为实证，其病在肠。若失治、误治或者邪气太盛，可致厥逆神昏之危重病候。亦可迁延而成久痢不愈，转为虚实夹杂或虚证，病及脾胃，出现阳虚阴亏一象，甚或入于损途。治疗需分清寒热、虚实、缓急，抓住病机，活用温、补、下诸法。故张氏认为，痢疾有外感、内伤之别，有外感表邪时当先祛表邪，方中多用黄芩、黄连、芍药、泽泻之属；有内伤饮食者当先调理脾胃，方中多用橘皮、枳壳、厚朴、槟榔之属。辨证首辨寒、热、虚、实，再辨发作期、缓解期之不同，治疗时注意通因通用，久病则适当固涩。

3. 选方

（1）千金温脾汤

组成：大黄四钱，人参、甘草、炮姜各二钱，熟附子一钱。

用法：上五味，水煎温服。冷痢，去甘草，加桂心三钱，倍人参、姜、附，减大黄一钱。

主治：积久热利赤白。

方义：此本大黄附子汤加姜、桂、人参，以温中涤垢也。（《张氏医通》）

（2）千金羊脂煎

组成：羊脂（一棋子大），白蜡（一棋子大），黄连（末）一升，酥七合（煎取稠），蜜七合（煎取五合），乌梅肉二两，乱发（灰汁，洗去垢腻，烧末）一升。

用法：上七味，合内铜器中汤上煎之，搅可丸，如梧子大，饮服二十丸，日三。棋子大小，如方寸匕。

主治：久痢不瘥。

方义：详羊脂性滑利人，《千金》用治久痢不瘥，专取滑利以通虚中留滞也。其后且有羊脂、阿胶、蜜、蜡、黍米作粥方，深得炎帝《本经》补中寓泻之旨。（《张氏医通》）

4.案例

案例 1

石顽治春榜项鸣先尊堂，下痢血色如苋汁，服消克苦寒芩、连、大黄之类愈甚，不时发热痞闷，六脉瞥瞥虚大，右关独显弦象，然按之则芤。此气虚不能统血之候，与补中益气加炮姜、肉桂，四剂而安。(《张氏医通·大小腑门》)

按语：本例患者久患痢疾，脾气虚而不能统血，却常服消克苦寒芩、连、大黄之类，故病情加重，予补中益气加炮姜、肉桂温中散寒而痢止。症实而脉见虚，标实本虚，扶正则可。

案例 2

又治郭然明之室，患五色痢，昼夜数十次，兼带下如崩，误服大黄、黄连之属十余剂，遂隔塞不通，口噤不食者半月余，至夜必大发热躁渴，六脉弦细而疾。此足三阴俱虚之候，与理中加桂、苓、木香、乌梅以调其胃，次与加减八味作汤，导其阴火而痊。(《张氏医通·大小腑门》)

按语：失治而致隔塞口噤，病已危急，况三阴俱虚，必先理中辈先运中焦，而后进他药。

案例 3

刑部郎中申勖庵高年久痢，色如苋汁，服芩、连、芍药之类二十余剂，渐加呃逆，乃甥王勤中，邀石顽往诊。六脉弦细如丝，唯急进辛温峻补，庶合病情，遂疏理中加丁香、肉桂方。诸医咸谓血痢无用姜、桂、人参之理，迟疑不敢服，仍啜芩、连、芍药。迁延五日，病愈甚而骤然索粥，举家及诸医，皆以能食为庆，复邀石顽相商。而脉至如循刀刃，此中气告竭，求救于食，除中证也。世人但知下痢能食为向愈，曷知其有除中之例乎？因表出以为后学之鉴。(《张氏医通·大小腑门》)

按语：骤然索粥，乃是除中之故，若真向愈，必是缓增也。

案例 4

褚某水尊堂，深秋久痢，口噤不食者半月余，但饮开水及瓜瓢汁，啜后必呕胀肠鸣，绞痛不已，烦渴闷乱，至夜转剧，所下皆脓血，昼夜百余次，小水涓滴不通。诸医束手告辞，始邀石顽。切其六脉，皆弦细乏力；验其积沫，皆瘀淡色晦；询其所服，皆芩、连、槟、朴之类，因谓之曰：所见诸证俱逆，幸久痢脉弱，尚宜温补，姑勒一方，用理中加桂、芩、紫菀调之。服后小便即通，便得稍寐，三四日间糜粥渐进，痢亦渐减，更与理中倍参，伏龙肝汤泛丸，调理而痊。(《张氏医通·大小腑门》)

按语：痢证日久，虚证恒多，温补之法不可少也。

案例 5

又治同川春榜陈颖雍，触热锦旋抵家，即患河鱼腹疾，半月已来，攻克不效，遂噤口，粒米不入，且因都门久食煤火，肩背发痈，不赤不疼，陷伏不起，发呃神昏，势日濒危，内外医科，互相推诿，因命楫相邀石顽，就榻诊之。六脉弦细欲绝，面有戴阳之色，所下之物，瘀晦如烂鱼肠脑。证虽危殆，幸脉无旺气，气无喘促，体无躁扰，可进温补，但得补而痈肿焮发，便可无虞。遂疏保元汤，每服人参三钱，生黄芪二钱，甘草、肉桂各一钱，伏龙肝汤代水煎服，一啜而稀糜稍进，再啜而后重稍轻，三啜而痛毒贲起。另延疡医敷治其外，确守前方，服十余服而安，前后未尝更易一味也。(《张氏医通·大小腑门》)

按语：缓急进退之理，明矣。

（七）便秘

1. 概述

便秘是指粪便在肠内滞留过久，秘结不通，排便周期延长，或周期不长，但粪质干结，排出艰难，或粪质不硬，虽有便意，但便而不畅的病证。以便秘为主要症状的辨证论治，类似于西医学的功能性便秘、肠道激惹综合征、肠炎恢复期肠蠕动减弱引起的便秘、直肠及肛门疾患引起的便秘、药物性便秘、内分泌及代谢性疾病的便秘，以及肌力减退所致的排便困难。

2. 观点

张璐治疗便秘，除重视虚、实、寒、热所致便秘，也关注到老人津枯，妇人产后去血过多及发汗利小便，病后血气未复，虚劳骨蒸等，皆能作秘，唯当益气补水养血，对临床实践具有指导价值。

3. 选方

（1）通幽汤

组成：油当归二钱五分，升麻三分（醋浸），桃仁泥一钱，甘草（生、炙）各五分，红花少许，熟地黄、生地黄各一钱五分。

用法：水煎，将成用药汁磨槟榔五分，调入稍热服。

主治：大便燥结，便出坚黑。

方义：方中当归、二地滋阴以养血，桃仁、红花润燥而行血，槟榔下坠而破气滞，加升麻者能升清阳而后能降浊阴，甘草清热和中。全方滋补阴血，活血升阳，生津润肠。

（2）四顺清凉饮（一名四顺饮）

组成：当归、赤芍、甘草、大黄（酒蒸）各一钱五分。

用法：水煎，入生白蜜一匕，热服。

主治：血热便秘，脉实者。

方义：清凉饮治上焦之燥热，故用薄荷之辛散；四顺饮主下焦之燥结，故用大黄之苦寒，功用天渊。（《张氏医通》）

（3）麻仁丸

组成：厚朴（姜汁炒）、芍药、枳实（炒）各二钱，大黄四钱，麻仁泥、杏仁（泡，去皮尖）各半钱。

用法：上六味为末，炼白蜜丸梧子大，饮服五十丸，日三服，以利为度。

主治：脾约，大便燥结。

方义：本方为小承气汤加麻仁、杏仁、芍药组成，多用于肠胃燥热便秘。由于津液不足，肠失滑润，兼之肠燥胃热则大便硬结难下，致成便秘。方中麻子仁质润多脂，润肠通便，为主药；辅以杏仁降气润肠，芍药养阴和里；佐以小承气汤之枳实破结，厚朴除满，大黄通下；使以蜂蜜为丸，意在缓下。本方泻下药与润肠药同用，炼蜜为丸，取其泻而不峻，润而不腻，发挥润肠通便作用。

（八）疟疾

1. 概述

疟疾是指感受疟邪而引起的，以寒战壮热、头痛汗出、休作有时为临床特征的一种病证。多发于夏秋季，与西医学中的疟疾相似。

2. 观点

张氏治疗疟病重视初起，认为防治宜散邪消导，日久则宜养正调中。对于治疗久疟坏证，每令续进稠饮，继与稀糜，使胃气输运，可行药力，然后施治。同时指出部分患者更有愈而复发，发而复愈，愈而又发者，又须推原所发之由而为清理，若常山、草果、槟榔、厚朴、枳壳、青皮、石膏、知母等伤犯中州之药，咸非所宜。

3. 选方

（1）金匮蜀漆散

组成：蜀漆（常山苗）、云母（烧二昼夜）、龙骨（熬）等分。

用法：上杵为散，发前以浆水调半钱，即酸浆。浆水散下。温疟加蜀漆半分，临发时服一钱匕。

主治：牝疟多寒。

方义：蜀漆性升，上涌顽痰最速，云母性温，开发阴邪最猛，二味相须，较之常山、阳起石更捷。又恐涌泄太过，即以龙骨敛固其津，仍取龙性纯阳，同气相求，佐上药以发越阴分伏匿之邪，则牝疟之寒自已，与桂枝龙骨牡蛎汤、火逆汤之义不殊。其外台牡蛎汤，用牡蛎、蜀漆、麻黄、甘草四味，药虽异而功用则同。盖蜀漆得云母，则温散顽痰于内，蜀漆得麻黄，则温散寒邪于外。亦恐发泄太过，即以牡蛎收敛阴津，仍取其性入阴，有软坚散结之功也。用甘草者，用以协和中外，则胃气有权，方得振祛邪作汗之力耳。（《张氏医通》）

（2）达原饮

组成：黄芩一钱五分，甘草（炙）一钱，白芍一钱，知母二钱，厚朴一钱，槟榔二钱，草果一钱，生姜七片，大枣一枚（擘）。

用法：水煎，发前热服，温覆取微汗。

主治：疫疟壮热，多汗而渴。

方义：疫邪初犯募原，吴又可以达原饮为主方，详方中槟榔、草果、厚朴，俱属清理肠胃之品，知母直泻少阴邪热，与募原何预而用之？募原虽附躯壳，贴近于里，为经络脏腑之交界，况湿土之邪，从窍而入，以类横连，未有不入犯中土者，所以清理肠胃为先，非若伤寒传次，表证未罢，误用里药，则有结胸传里之变。即尚未离表，但须姜、枣，佐芩、芍、甘草以和解之；若见少阳、阳明、太阳，必兼柴胡、葛根、羌活以开泄之；设里气不通，势必盘错于中而内陷，则加大黄以攻下之。又可专工瘟疫，历治有年，故立此为初犯募原之主方，其殿后则有白虎、凉膈为鼎足之任。以此推原，其他变证，则三黄双解、清热解毒、人中黄丸等方，可默识其微，而用之必当矣。(《张氏医通》)

4.案例

案例1

石顽治广文张安期夫人，先是其女及婿与婢，数日连毙三人。其仆尚传染垂危，安期夫人因送女殓，归亦病疟。杂治罔效，遂成坏病，勉与生姜泻心汤救之。故友李怀兹用郎幼韩触邓氏疫虐之气染患月余不止，且左右乏人，失于调理，以致愈而复发，加以五液注下，疟痢兼并，水谷不入者半月余。当此虽有合剂，也难克应。乃携归斋中，日与补中益气，兼理中、六君、芪、桂之属，将养半月而康。(《张氏医通·寒热门》)

按语： 疟病初起，宜散邪消导，日久宜养正调中，所谓气虚则恶寒，血虚则发热也。日数虽多，饮食未节者，未可便断为虚，须禁食消导，凭脉下手可也。久疟坏证，每令续进稠饮，继与稀糜，使胃气输运，可行药力，然后施治。本例患者疟痢齐发，与补中益气兼理中、六君、芪、桂之属而效。

案例2

中翰金淳还乃郎，八月间患疟，发于辰戌丑未。至春，子午卯酉每增小寒热，直至初夏，始延治于石顽。诊其六脉如丝，面青唇白，乃与六君加桂、附，四服不应。每服加用人参至一两，桂、附各三钱，又四服，而辰戌丑未之寒热顿止，子午卯酉之寒热更甚。此中土有权而邪并至阴也。仍与前药四服，而色荣食进，寒热悉除。后与独参汤送八味丸调理而安。

（《张氏医通·寒热门》）

按语：疟病治法，攻补进退，尤为重要。若属虚证，调补自安。

五、肝胆病证

（一）黄疸

1.概述

黄疸是指因肝失疏泄，胆汁外溢，或血败不华于色，引起以目黄、身黄、小便黄为主要临床表现的病证。可涉及西医学中肝细胞性黄疸、阻塞性黄疸、溶血性黄疸。临床常见于急慢性肝炎、肝硬化、胆囊炎、胆结石、钩端螺旋体病、蚕豆黄及某些消化系统肿瘤等疾病。

2.观点

张璐治疗黄瘅，认为黄瘅得之外感者，误用补法，是谓实实；得之内伤者，误用攻法，是谓虚虚。尤其对黑瘅的预后指出始病形神未槁者，尚有湿热可攻；若真元已亏，预后不佳。

3.选方

（1）硝石矾石散

组成：硝石、矾石（皂者）等分。

用法：为散，大麦粥饮和服方寸匙，日三服。病随大小便去，小便正黄，大便正黑，是其候也。

主治：肾瘅额上黑。

方义：此治女劳瘅之急方也。夫男子精动，则一身之血俱动，以女劳而倾其精，血必继之。故因女劳而尿血者，其血尚行，犹易治也；因女劳而成瘅者，血瘀不行，非急去膀胱少腹之瘀血，万无生路。乃取皂矾以涤

除瘀垢，硝石以破积散坚，二味相胥，锐而不猛，此方之妙用也。(《张氏医通》)

（2）大黄硝石汤

组成：大黄、硝石、黄柏各四钱，栀子七枚。

用法：上四味，水煎去滓，内硝更煮，分二服。

主治：黄瘅腹满，小便不利自汗。

方义：黄瘅最难得汗，自汗则表从汗解，故曰：此为表和里实，方用大黄、硝石解散在里血结，黄柏专祛下焦湿热，栀子轻浮，能使里热从渗道而泄也。(《张氏医通》)

（3）《金匮》猪膏发煎

组成：猪膏三两，乱发（如鸡子大）三枚。

用法：上二味，合煮，发消药成，分二服，病从小便出。

主治：女劳瘅及阴吹正喧。

方义：详此治瘀血发黄之缓剂。以诸黄虽多湿热，然经脉久病，不无瘀血阻滞也。《肘后方》以此治女劳瘅，身目尽黄，发热恶寒，少腹满，小便难，以大热大寒女劳，交接入水所致。用发灰专散瘀血，和猪膏煎之，以润经络肠胃之燥，交硝石矾石散，虽缓急轻重悬殊，散痰之旨则一也。(《张氏医通》)

4. 案例

中翰汪先于病瘅，服茵陈五苓不应，八月间，邀石顽诊之，弦大而芤，肾伤挟瘀，结积不散所致，急乘元气尚可攻击时，用金匮硝石矾石散兼桂苓丸之制，以洗涤之，迟则难为力矣。汪氏有业医者，以为药力太峻，不便轻用，旋值公郎乡荐，继以公车，未免萦心，不及调治。迫至新正二日，复邀石顽相商。脉转弦劲而革，真元竭尽无余。半月以来，日服人参数钱，如水投石，延至正月下浣，遣内使窃问，予谓之曰：捱至今日小主场事，可无碍矣。其后安公联捷，不及殿试而返，信予言之不谬也。同时有伶人黑瘅，投以硝石矾石散作丸，晨夕各进五丸，服至四日，少腹攻绞，小便先下瘀水，大便继下溏黑。至十一日瘀尽，次与桂、苓、归、芍之类调理半月而安。（《张氏医通·杂门》）

按语： 黄瘅证中，唯黑瘅最剧，良由酒后不禁，酒湿流入髓脏所致，土败水崩之兆。始病形神未槁者，尚有湿热可攻，为祛瘅之向导。若病久肌肉消烁，此真元告匮，不能回荣于竭泽也。

（二）胁痛

1. 概述

胁痛是以一侧或两侧胁肋部疼痛为主要表现的病证。可见于多种急慢性疾病。胁肋为肝、胆经所过之处，所以胁痛的产生主要责之于肝胆。此外，尚与脾、胃的病变有关。不论是气滞、瘀血、湿热等实邪闭阻胁肋部经脉，还是精血不足，胁肋部经脉失养，均可导致胁痛。本证常见于西医学的急慢性肝炎、肝硬化、肝癌、急慢性胆囊炎、胆石症、胆道蛔虫等肝胆病变以及肋间神经痛等。

2. 观点

张璐治疗胁痛指出左胁属肝，多怒伤或留血作痛；右胁属脾，多痰积或气郁作痛，以实为主，但同时不能忽略虚寒之证。张氏提出左右胁分属肝脾的观念对治疗有一定的意义。

3. 选方

（1）龙胆泻肝汤

组成：柴胡梢、泽泻各钱半，车前、木通、当归梢、草龙胆各八分，生地黄二钱，生姜三片。

用法：水煎，食远热服，更以美膳压之。

主治：肝经湿热，腋胁满痛，小便赤涩。

方义：此本导赤散加柴胡、胆草之属入肝，以泻湿热也。(《张氏医通》)

(2) 推气散

组成：片子姜黄 (皮极细者真)、枳壳、肉桂 (勿见火) 各五钱，甘草 (炙) 二钱。

用法：为散，每服二三钱，加姜、枣，水煎去滓，温服。

主治：右胁疼胀不食。

方义：此方用枳壳破其气；姜黄利其郁；桂心引二物至于痛处，又曰木得桂而柔，以故用之；甘草取其和缓之气，以调肝木之急。(《医方考》)

4. 案例

刘默生治诸葛子立，胁痛连腰脊不能转侧，服六味丸加杜仲、续断，不效。或者以为不能转侧，必因闪挫，与推气散转剧。刘诊之曰：脉得弦细乏力，虚寒可知。与生料八味加茴香，四剂而安。(《张氏医通·诸痛门》)

按语：肝舍于肤胁，故胁痛多属于肝。然经筋所过挟邪而痛者，自有多端，不可执一，且左右者，阴阳之道路，故肝主阴血而属于左胁，脾主阳气而隶于右胁，左胁多怒伤或留血作痛，右胁多痰积或气郁作痛。其间七情六郁之犯，饮食劳动之伤，皆足以致痰凝气聚，血蓄成积。本例患者胁痛连及腰脊，脉得弦细乏力，是为虚寒，故与八味加茴香温通散寒止痛而安。

（三）鼓胀

1. 概述

鼓胀系因肝脾受伤，疏泄运化失常，气血交阻致水气内停，以腹胀大如鼓、皮色苍黄、脉络暴露为主要临床表现的病证。常见于西医学的肝硬化、腹腔内肿瘤、结核性腹膜炎等形成腹水时。

2. 观点

张氏认为，鼓胀素来为难治之证。夫胀皆脾胃之气虚弱，不能运化精微，致水谷聚而不散，故成胀满。当用半补半泻之法，健脾顺水宽中为主，不可过用猛烈，反伤脾胃，病再复胀，不可治也。又有蓄血成胀，用金匮下瘀血汤。同时指出，肿胀服药，最忌盐酱、糟物。愈久欲食，须用开盐酱法。水肿亦然，唯火胀不忌盐、酱。火胀误服金匮肾气等药，急投连、柏、金铃、白芍之类，仍用桂、附少许，为热因热用之向导，庶可挽回。若喘泻肢枯，脉无胃气者不救。

3. 选方

（1）鸡矢醴（《素问》）

组成：鸡矢

用法：上取八合微炒，入无灰酒三升，煮取一升五合，五更热服。如无，以不落水鸡内金炙脆为末，荷叶裹陈米饭为丸，每服二三钱，空心温酒送下。

主治：鼓胀内有湿热停积，且食不能暮食。

方义：骟鸡矢白但与陈米喂养，勿与杂食，则矢干有白。此方出《黄帝内经》，世本有加大黄、桃仁者大谬。（《张氏医通》）

（2）启峻汤

组成：人参、黄芪、当归、白术（炒焙）各一钱五分，陈皮八分，甘

草（炙）五分，肉桂半钱，茯苓一钱五分，干姜（炮）四分，肉果、沉香
各八分，附子（炮）一钱五分。

用法：水煎，温服。气滞硬满者，去黄芪加厚朴。

主治：脾肾俱虚，腹胀少食。

方义：此方出《医林黄冶》，启东之方不多见，仅一奎耳。盛启东曰：
凡下气虚乏，中焦气壅，欲散满则恐虚其下，欲补下则满甚于中，况少服
则资壅，多服则宣通，当以启峻汤峻补其下，疏启其中，故气既得峻补，
则上行而启其中。中焦运行之令，使之疏通，则中满自消，下虚自实，乃
塞因塞用也。补脾药必佐姜制厚朴，以其温能益气，辛能宽胀也。

4.案例

石顽治文学顾若雨，鼓胀喘满，昼夜不得寝食者二十余日。吾吴名
医，用大黄三下不除，技穷辞去。更一医先与发散，次用消克破气二十余
剂，少腹至心下，遂坚满如石，腰胁与眇中，皆疼痛如折，亦无措指而
退。彼戚王墨公邀余往诊。脉得弦大而革，按之渐小，举指复大，询其二
便，则大便八九日不通，小便虽少而清白如常。此因克削太过，中气受伤，
浊阴乘虚，僭据清阳之位而然。以其浊气上逆，不便行益气之剂，先与生
料六味丸加肉桂三钱，沉香三分，下黑锡丹二钱，导其浊阴。是夜即胀减
六七，胸中觉饥，清晨便进米粥，但腰胯疼软，如失两肾之状。再剂胸腹
全宽，少腹反觉微硬，不时攻动，此大便欲行，津液耗竭，不能即去故也。
诊其脉仅存一丝，改用独参汤加当归、枳壳，大便略去结块，腰痛稍可，
少腹遂和，又与六味地黄仍加肉桂、沉香，调理而安。（《张氏医通·诸气
门上》）

按语：本例鼓胀因克削太过，中气受伤，浊阴乘虚僭据清阳之位，以
其浊气上逆，不便行益气之剂，先与生料六味丸加肉桂三钱，沉香三分，

128

下黑锡丹二钱，导其浊阴；再予独参汤加当归、枳壳救其耗津；后仍予六味地黄加肉桂、沉香而安。

此证先被误治数次，以致本虚标实，变症层出不穷，唯主治其本，稍加祛邪，其病可安。

六、肾膀胱病证

（一）水肿

1. 概述

水肿是由于肺失通调、脾失转输、肾失开合、膀胱气化不利，导致体内水液潴留，泛溢肌肤，引起头面、四肢、胸腹乃至全身浮肿。主要出现于西医学的急慢性肾炎、肾病综合征、充血性心衰、内分泌失调、贫血、营养不良等疾病。

2. 观点

张璐认为，水肿有阴阳之辨，并详细指出阳水与阴水的证候、用方均不尽相同。"阳水者，脉息浮数，遍身肿，烦渴，小便赤涩，大便多秘，急宜疏凿饮、禹功散、浚川散、神芎丸、神佑丸选用……阴水者，脉沉迟，或细紧，遍身肿不烦渴，大便自调，或溏泄，小便虽少而不赤涩，实脾散加减。小便频数者，济生肾气丸。小便有时黄赤，有时不赤，晚则微赤，此阴本阳标，未可据用温补，先与五苓散清理其标，次与复元丹。"同时又与妇人经水不通引起的水肿进行了辨析。"妇人经水先断，后至四肢浮肿，小便不通，通身皆肿，此血化为水，名曰血分。此病乃七情乖违，脾胃亏损，不能统摄而成，最为难治。日用归脾汤下椒仁丸一丸，药虽峻厉，数日当效；畏而不用，有养病舍身之患。若先小便不利，后至身面浮肿，经水不通者，血为水败也，名曰水分。用归脾汤送葶苈丸七丸。其经脉不通而化为水，流走四肢，悉皆肿满者，亦曰血分。其证与水肿相类，而实非水也，归脾汤送人参丸十五丸。皆形气不足，邪淫隧道，必用此药以宣导其邪，佐以调补元气，庶药力有所仗而行，则邪自不能容，而真气亦不致于独伤矣。"

3. 选方

（1）禹功散

组成：黑牵牛（头末）四两，茴香（炒）、木香各一两。

用法：为散，每服二钱，加生姜自然汁，调如稀饮服。

主治：阳水便秘脉实，初起元气未伤者。

方义：牵牛辛烈，能达右肾命门，走精隧，行水泄湿，兼通大肠风秘气秘，茴香辛热温散，能暖丹田，祛小肠冷气，同入下焦以泄阴邪也。或加木香理气以助水，姜汁和中。（《医方集解》）

（2）实脾散

组成：白术（炒焦）、附子（炮）、干姜（炮）、茯苓、木香、木瓜、草果仁、厚朴（姜制）、大腹子各一两，甘草（炙）五钱。

用法：为散，每服四钱，加生姜五片，枣一枚，水煎服。

主治：阴水发肿，宜此先实脾土。

方义：治水以实脾为先务，不但阴水为然。方下所云，治阴水发肿，宜此先实脾土，俨然阴水当温散，阳水当寒泻之旨横于胸中。夫阴水因肾中真阳衰微，北方之水不能蛰藏，而泛溢无制，倘肾气不温，则真阳有灭顶之凶矣，实土堤水，宁不为第二义乎？何方中不用肉桂辛温散结，反用木瓜、厚朴、大腹子耶？即有滞气当散，厚朴尚可暂投，若大腹子之开泄大便，断乎不可妄用也。（《张氏医通》）

4.案例

石顽治王庸若呕逆水肿，溲便涓滴不通，或用五苓、八正不应，六脉沉细如丝，因与金液丹十五丸，溺如泉涌而势顿平，后以济生肾气培养而安。(《张氏医通·诸气门上》)

按语： 六脉沉细如丝，其虚可知，纯用攻伐，岂能见效，故先以金液丹，救起势急，复以济生肾气，则肾安水消。

（二）淋证

1.概述

淋证是因肾虚，膀胱湿热，气化失司，水道不利所致小便频急、短涩、淋沥不尽，尿道涩痛，小腹拘急，痛引腰腹为主要临床表现的病证。根据本病的临床表现，类似于西医学所指的急、慢性尿路感染，泌尿道结核，尿路结石，急、慢性前列腺炎，化学性膀胱炎，乳糜尿以及尿道综合征等病证。

2.观点

张璐认为，淋证有热淋、膏淋、石淋、劳淋之分，宜辨清虚实而分治。且诸淋所发，皆肾虚而膀胱生热也。张氏尤其强调"平调心火"，认为心清则小便自利，血不妄行，最不可用补气之药，气得补而愈胀，血得补而愈涩，热得补而愈盛，水窦不行，加之谷道闭遏，未见其有能生者也。

3.选方

（1）瓜蒌瞿麦丸（《金匮》）

组成：瓜蒌根一两，茯苓、薯蓣各二两，瞿麦穗一两，附子一枚（炮）。

用法：上五味，为末，炼白蜜丸，梧子大，饮服三十丸，日三服。不知，增，以小便利腹中温为知。

主治：小便不利，有水气，口渴腹中冷。

方义：用瓜蒌、瞿麦圆者，盖缘肺气不化，膀胱不通，致水渍则津液不行，而胃中燥渴，故用瓜蒌根以生津，薯蓣以补肺，茯苓疏肺气下行，瞿麦逐膀胱癃结；然欲散下焦之结，又需阳药始得开通，故少加附子为使，必水积而腹中冷者，方可用之。（《张氏医通》）

（2）加味葵子茯苓散

组成：葵子三两，茯苓、滑石各一两，芒硝半两，甘草（生）、肉桂各二钱半。

用法：上杵为散，饮服方寸匕，日三服，小便利则愈。

主治：石淋，水道涩痛。

方义：此金匮葵子茯苓散加后四味也。

4. 案例

案例1

石顽治内阁文湛持，夏月热淋，医用香薷饮、益元散，五日不应，淋涩转甚，反加心烦不寐，乃弟广文彦可，相邀往诊。见其唇赤齿燥，多汗喘促，不时引饮，脉见左手微细，右手虚数，知为热伤元气之候，遂疏生脉散方，频进代茶，至夜稍安。明日复苦溲便涩数，然其脉已向和，仍用前方不时煎服，调理五日而痊。（《张氏医通·大小腑门》）

按语：诸淋所发，皆肾虚而膀胱生热也，水火不交，心肾气郁，遂使阴阳乖舛，清浊相干，蓄在下焦，故膀胱里急，膏血砂石，从水道出焉，于是有淋沥不断之状，甚者窒塞其间，令人闷绝。本例热淋用香薷饮、益元散之类；淋涩转甚者，为热伤元气之故，予生脉散方益气养阴而热清淋消。生脉散，益气生阴，专为热伤元气而设。

案例2

又治太史沈韩偉，患膏淋，小便频数，昼夜百余次，昼则滴沥不通，时如欲解，痛如火烧，夜虽频进，而所解倍常。溲中如脂如涕者甚多，先曾服清热利水药半月余，其势转剧，面色萎黄，饮食艰进，延石顽诊之。脉得弦细而数，两尺按之益坚，而右关涩大少力，此肾水素亏，加以劳心思虑，肝木乘脾所致，法当先实中土，使能堤水，则阴火不致下溜，清阳得以上升，气化通而疼涩瘳矣。或云：邪火亢极，反用参、芪补之，得无助长之患乎？曷知阴火乘虚下陷，非升提清阳不应。譬诸水注，塞其上孔，倾之涓滴不出，所谓病在下，取之上；若用清热利水，则气愈陷，精愈脱，而尿愈不通矣。遂疏补中益气方，用人参三钱，服二剂，痛虽稍减，而病者求其速效，或进四苓散加知母、门冬、沙参、花粉，甫一服，彻夜痛楚倍甚，于是专服补中益气，兼六味丸，用紫河车熬膏代蜜调理，补中原方，服至五十剂，参尽斤余而安。(《张氏医通·大小腑门》)

按语：本例膏淋，属肾水素亏，加以劳心思虑，肝木乘脾所致，与劳淋之治相通。劳淋者，遇劳即发，小便淋沥不绝，如水滴沥而不断，有脾劳肾劳之分。劳于脾者，补中益气加车前、泽泻；劳于肾者，六味丸加麦冬、五味。故与补中益气，兼六味丸，用紫河车熬膏代蜜调理，为求其速效，进四苓散加知母、门冬、沙参、花粉等加重脾肾之虚，不宜也。

虚淋气陷，补中益气，恰以升清阳，清阳升则阴火不下陷而病愈也。

（三）癃闭

1.概述

癃闭是指肾和膀胱气化失司导致尿量减少，排尿困难，点滴而出，甚则小便闭塞不通为主症的一种疾患。癃为小便不利，点滴而短少，势较缓。闭为小便闭塞，点滴不通，势较急。二者均是指排尿困难，但是程度不同，临床上难以截然分开，故多合称为癃闭。根据本病的临床表现，类似于西医学中各种原因引起的尿潴留及无尿症，如神经性尿闭、膀胱括约肌痉挛、尿道结石、尿路肿瘤、尿道损伤、尿道狭窄、前列腺增生症、脊髓炎等病。

2. 观点

张氏指出，闭癃者，尿闭不通，淋沥点滴也，唯肝与督脉三焦膀胱主之。且闭癃者，有暴久之殊。张氏对"闭"和"癃"的治疗也颇具特色，认为盖闭者，暴病，为尿点滴不出，俗名小便不通是也。可用疏通利窍之剂，甚则用吐法以提其气自通。若补中益气，二陈、五苓，俱可探吐也。癃者，久病，为尿癃淋沥，点滴而出，一日数十次，名淋病是也。唯宜滋养真阴，兼资气化，如六味、生脉之类，亦可合用。若疏泄利气之药，皆为戈戟矣。对于夏秋季节的热伤癃闭，则提出以滑石调水饮之即通，但阴虚泉竭者禁用。

3. 选方

黄芩清肺饮

组成：栀子豉汤去豉，用炒黑山栀，加黄芩等分。

用法：热服探吐之；不应，加香豉一摄。

主治：渴而小便不利。

方义：此方妙用，全在探吐以提其上，则肺气立清。若服而不吐，不特绵延不能克应，纵或小差，其苦寒之性，留薄于内，大伤氤氲之气，得不为之预虑乎？（《张氏医通》）

4. 案例

石顽治杨松龄，夏月感冒，曾服发散药十余剂，大小便俱闭涩不通。更一医，用硝、黄下之，少腹左畔遂胀起如墩，不赤不热，有时哔哔作声。复延疡医，以敷药治其外，以解毒利水药治其内，药未进而躁扰不宁，因延石顽诊之。六脉紧细而驶驶，此过汗津液大伤，又与苦寒攻里，致阴邪内结，膀胱不化，尿积不通，法在不救，幸胃气有权，形神未槁，尚能稍进糜饮，姑许以治。因与济生肾气大剂，煎成入有嘴壶，托起其项，徐徐仰灌升许，顷令转侧，以鹅翎探吐，即时溲便如注，少腹顿平，更与十全大补调理而安。此证前后患者四五人，或小便淋沥，或遗尿不止，或形羸气脱，皆立辞不治。(《张氏医通·大小腑门》)

按语： 发散太过，津液伤亡，故二便不通，岂可再下再利，大剂济生助肾水而利下，尤恐不及，再以探吐，上通则气降而下亦通也。

（四）遗精

1. 概述

遗精是指因肾虚精关不固，或君相火旺，湿热下注等，扰动精室，导致不因性生活而精液自行遗泄的病证。有梦遗与滑精之分，有梦而遗者，名为梦遗；无梦而遗精，甚至清醒时精液流出者，名为滑精。遗精为男性常见病证之一。根据本病临床表现，西医学中的神经衰弱、神经官能症、前列腺炎、精囊炎，或包皮过长、包茎等疾患，造成以遗精为主要症状者，与本病类似。

2. 观点

张氏认识遗精注重阴虚火气，认为助阳、益气之药不能滥施，而应滋阴益肾，同时脾胃湿热之人及饮食厚味太过，与酒客辈痰火为殃，多致不梦而遗泄，宜清湿热，使清升浊降，脾胃健而止遗滑。

3. 选方

（1）猪苓丸

组成：半夏（破如豆大，取净）一两，猪苓（去黑皮，切片，以米糊浆，晒干为末，净）二两。

用法：先以猪苓末一两，同半夏炒，勿令焦，放地上出火气。取半夏为末，打糊同炒过猪苓为丸，梧子大。候干，更以猪苓末一两同炒微裂，瓷罐收贮。空心淡盐汤下三四十丸，未申间温酒再下一服。

主治：肥人湿热伤气，遗精便浊涩痛。

方义：此方以半夏利痰，猪苓导水，通因通用之法也。(《张氏医通》)

（2）威喜丸（《局方》）

组成：蜂蜡、白茯苓各四两。

用法：上以茯苓为小块，如骰子大，用猪苓二两，煮汁一升，去滓，煮入茯苓内，汁尽晒干为末，溶蜡为丸，如弹子大，空心细嚼，满口生津，徐徐咽下，以小便清为度。忌米醋，尤忌怒气劳力。

主治：溲溺如泔，涩痛梦泄，便浊属火郁者。

方义：《抱朴子》云：茯苓千万岁，其上生小木，状似莲花，名威喜芝。今以名方者，须择云茯苓之年深质结者，制以猪苓导之，下出前阴，蜡淡归阳，不能入阴，须用黄蜡性味缓涩，有续绝补髓之功，专调斫丧之阳，分理溃乱之精，故治无阳虚惫而为遗浊带下者。

4. 案例

宗伯学士韩慕庐三公郎祖昭，素禀清癯，宿有精滑不禁之恙，邀石顽诊之。脉得微弦而数，尺中略有不续之象。此不但肾气不充，抑且气秘不调，愈不能司封藏之令耳，为疏六味丸去泽泻加鳔胶、五味，略兼沉香于补中寓宣，法虽如此，但久滑窍疏，难期速应，毋怪药之不力也。(《张氏医通·大小腑门》)

按语： 大抵梦遗多是阴虚火气用事，苟非确系阳虚，桂、附、鹿茸等助阳之药，镇勿轻用；非确系气虚，参、术、远志辈益气之味，不可漫施。试观梦遗，必在黎明阳气发动之时，其为阴虚阳扰可知矣。而本例患者不但肾气不充，抑且气秘不调，愈不能司封藏，故与六味丸去泽泻加鳔胶、五味，略兼沉香于补中寓宣，以期见效。

七、气血津液病证

（一）血证

1.概述

血证是指凡是因为人体的阴阳平衡失调，造成血液不循经脉运行，上溢于口、鼻、眼、耳诸窍，下泻于前后二阴或渗出肌肤之外的病证，统称血证。常见于西医学中多种急、慢性疾病所引起的出血，包括某些系统疾病（如呼吸、消化、泌尿系统疾病）有出血症状者，以及造血系统病变所引起的出血性疾病。

2.观点

张璐认为"血之与气，异名同类。虽有清浊之分，总由水谷之气所化"。在生理情况下，血在人体内运行不息，循环无端，各行其职，则"阴平阳秘"（《素问·生气通天论》）。血循经行而不致有上溢下脱之患。治疗血证，反对"不鉴其偏之弊，而制不寒不热之方""一见血证，每以寒凉济阴为务"的笼统治法。认为前者达不到补其偏救其弊的目的，后者虽可取效一时，但终致虚阳衰而生变证。因此，张氏从人体气禀阴阳盛衰着手，对各种出血之证，并不拘泥于以寒治热、以热治寒之常法，而是精于辨证用药。至于出血证的善后调理，张氏从"心主血，胸裹血，肝藏血"的理论，主张"须按心、脾、肝三经用药"，方以归脾汤为主。

张璐调治的重点在于脾，简要地提出了调理血证的基本大法，为后人论治血证提供了丰富的理论与经验。

3. 张氏选方

（1）归脾汤

组成：白术、当归、白茯苓、黄芪（炒）、龙眼肉、远志，酸枣仁（炒）各一钱，木香五分，甘草（炙）各三分，人参一钱。

用法：加生姜，大枣，水煎服。

主治：血证善后调理。

方义：远志、枣仁补肝以生心火；茯神补心以生脾土；参、芪、甘草补脾以固肺气；木香者，香先入脾，总欲使血归于脾，故曰归脾，凡有郁怒伤肝，思虑伤脾者尤宜。（《张氏医通》）

（2）柏叶汤

组成：柏叶（炒）三钱，干姜（炮）一钱，艾一撮（一本作阿胶三钱）。

用法：上三味，水煎，入马通汁一杯，合煮取一盏，分温再服。如无马通，以童便代之。

主治：吐血不止。

方义：人之吐血，皆风火使然。柏叶禀西方金气，可制肝木之逆，则血有所藏。艾叶之温，可使火反归阴而宿藏于下。用马通以降血逆，尤属相宜。家秘多阿胶三钱。时珍《纲目》有阿胶无艾。总取辛温之力以和寒苦之性，不独治。（《张氏医通》）

（3）黑神散（《局方》）

组成：甘草（炙）二两，干姜（炮）、肉桂各一两，熟地黄四两，当归、蒲黄（筛净，炒黑）各三两，白芍（酒制）二两。

用法：上为散，每服四钱，用细黑豆半合，微炒香，淋酒半盏，和水半盏，煎至半盏，入童便半杯和服。

主治：吐血衄血，屡发不止。

方义：世本以黑豆炒熟去壳同上药为散，不知黑豆之功全在壳也。气虚，加人参三两、黄芪六两，以固卫气，庶无营脱之患。（《张氏医通》）

（4）清胃散

组成：生地黄四钱，升麻一钱半，牡丹皮五钱，当归、川连（酒蒸）各三钱。

用法：为散，分三服。水煎去滓，细细呷之，半日再服。

主治：胃中蕴热，中脘作痛，痛后火气发泄，必作寒热乃止；及齿龈肿痛出血，痛引头脑。（《张氏医通》）

方义：犀角地黄汤专以散瘀为主，故用犀、芍。此则开提胃热，故用升、连。其后加味清胃，则兼二方之制，但少芍药耳。

（5）脏连丸

组成：宣黄连一两（酒炒为末）。

用法：上用嫩猪脏二尺，泡去油腻，入黄连末，线扎两头，同韭菜蒸，烂捣作饼，焙干为末，米糊为丸，如桐子大。每服四五十丸，食前米汤或乌梅汤下。一方，加槐花二两。不用黄连，但用槐花，名猪脏丸，治证同上。

主治：大便下血正赤，日久不止。若血色晦淡者禁用。

方义：黄连清肠止血，猪大肠性寒味甘，有润肠治燥、调血痢脏毒作用，以治大便下血日久。

4. 案例

案例1

石顽治朱圣卿，鼻衄如崩，三日不止，较之向来所发之势最剧，服犀角、地黄、芩、连、知、柏、石膏、山栀之属转盛，第四日邀余诊之。脉弦急如循刀刃，此阴火上乘，载血于上，得寒凉之药，转伤胃中清阳之气，所以脉变弦紧。与生料六味加五味子作汤，另用肉桂末三钱，飞罗面糊，分三丸，用煎药调下。甫入喉，其血顿止，少顷，口鼻去血块数枚而愈，自此数年之患，绝不再发。(《张氏医通·诸血门》)

按语： 血证用药，最需详斟，苟非大实之证，过用寒凉，每致留邪，或为变证，故仲景之黄土汤、建中汤等方，内有术、附或桂，大有深意，学者当详究。

本例患者鼻衄如崩，为阴火上乘，载血于上之故，而与犀角、地黄、芩、连、知、柏、石膏、山栀等寒凉之药，更伤胃中清阳之气，与生料六味加五味子、肉桂末三钱，滋阴引火以潜降阴火，使清阳得升，血行归道。

案例 2

石顽治刑部汤元洲，八十二，而痰中见血，服诸宁嗽止血药不应，脉得气口乣大，两尺微紧，面色槁白，屡咳痰不得出，咳甚方有黄色结痰，此精、气、神三者并亏，兼伤于热，耗其津液，而咳动肺胃之血也。因其平时多火，不受温补，遂以六味丸合生脉散加葳蕤，煎膏服之，取金水相生，源流俱泽，而咳血自除，不必用痰血药也。(《张氏医通·诸血门》)

按语： 本例患者久咳痰中带血，予单纯宁嗽止血药不效，因其精气神三者并亏，兼伤于热，耗其津液，而咳动肺胃。高年体虚而咳，且有火动津亏，遂予六味丸合生脉散加葳蕤取金水相生之义，最为合拍，而不用温补或止痰血药而愈。

案例 3

石顽治吴兴韩晋度春捷锦旋，患腹痛泄泻下血，或用香连丸，遂饮食艰进，少腹急结，虽小便癃闭，而不喜汤饮，面色萎黄，昼夜去血五十余度，邀余诊之。气口脉得沉细而紧，询其所下之血，瘀晦如苋汁，与理中加肉桂二钱，一剂溺通，小腹即宽，再剂血减食进，四剂泄泻止，三四次，去后微有白脓，与补中益气加炮姜，四剂而康。(《张氏医通·诸血门》)

按语：本例患者脾阳虚寒以致肠络受损不能摄血，予香连丸清热燥湿之剂累及气化，改用理中加肉桂、补中益气加炮姜，补中益气、温中散寒而效。诸证所见，寒胜无疑，气化不行，血不循经，大小失常，唯助其阳，则阴云散尽。

案例4

又治钱曙昭，久咳吐血，四五日不止，不时烘热面赤，或时成盆成碗，或时吐粉红色痰，至夜则发热自汗，一夕吐出一团，与鱼肠无异，杂于鲜血之中，薄暮骤涌不已，神气昏昏欲脱，灌童子小便亦不止。同道相商无策，因思瘀结之物既去，正宜峻补之时，遂猛进独参汤，稍定，缘脉数疾无力，略加肉桂、炮姜、童便少许，因势利导，以敛虚阳之逆。一夜中尽参二两，明晨其势稍定，血亦不来，而糜粥渐进，脉息渐和，改用六味丸作汤，调补真阴，半月而安。同时有胡又曾，亦患虚劳吐血，一夕吐出如守宫状者一条，头足宛然，色如樱桃，不崇朝而毙。(《张氏医通·诸血门》)

按语：此证见不时烘热面赤，或时成盆成碗，或时吐粉红色痰，虚阳之逆之势已现，况瘀去而又神欲去，故非人参不足扶元，待神定阳敛而后徐图之。

案例5

石顽治中翰徐艺初夫人，溺血两月不止，平时劳心善怒，有时恼怒，则膈塞气壅，鹿门诸医，难治罔效。遍邀吴门娄东松陵诸名家，因而下及于余。余至，方进香薷饮一服。及诊切之，两手关尺皆弦细少力，两寸稍大而虚，遂疏异功散方，令其久服，可保无虞。若有恼怒，间进沉香降气散，一切凉血滋阴，咸宜远之，以之治病，徒滋伤胃之患，而无阳生之力也。观列坐诸医，谄谀万状，各欲献技以逞其能，惭余疏迈，不谙趋附于时，况余圆侄孙寿民又为刑部健庵之倩，与艺初郎舅至戚，不便久留，因谓之曰：东南名公云集，无藉刍荛，明晨进扁舟解维。后闻诸治不效，更延他医，究不出参、术收功耳。(《张氏医通·诸血门》)

按语： 诸症见实，唯脉见虚像，脉症取舍之际，最见功力。

案例6

又治内弟顾元叔溺血，溺孔不时疼痰，溺则周身麻木，头旋眼黑，而手足心经脉绌急，痰麻尤甚，脉来弦细而数，两尺搏坚，与生料六味，或加牛膝，或加门冬，服之辄效，但不时举发，复以六味合生脉，用河车熬膏代蜜，丸服而痊。(《张氏医通·诸血门》)

按语： 此证与上案不同，故舍脉而反从症。

(二) 汗证

1. 概述

汗证是指人体阴阳失调，营卫不和，腠理不固引起汗液外泄失常的一类病证。根据汗出的临床表现，可分为自汗、盗汗、脱汗、战汗、黄汗5种，其中自汗和盗汗在临床上较为常见。西医学的甲状腺功能亢进、自主神经功能紊乱、更年期综合征、风湿热、结核病、低血糖、虚脱、休克及肝病、黄疸等某些传染病常出现出汗症状。

2. 观点

张氏所论汗证主要有自汗、盗汗两种。其认为自汗又有外感、内伤之别，盗汗多为少阳夹热。此外对病变部位又分头汗、腋汗、胁汗、阴汗、股汗之不同，认为治法不能一概而论。病因病机上则有阴阳不和、湿热上攻或下渗、瘀血内结等，宜辨证而后论治。

3. 选方

素问泽术麋衔散

组成：泽泻、术各十分，麋衔五分。

用法：上三味，合为散，以三指撮，水煎，为后饭。后饭者，先服药而后饭也。

主治：酒风汗出如浴，恶风短气。

方义：方中泽泻利水渗湿，泄热固肾；白术补脾益胃，燥湿和中；麋衔即薇衔，祛风逐水，久服明目。三药配伍，有健脾和胃、清热利湿作用。

4. 案例

东垣治一人，二月阴雨寒湿，又因劳役所伤，病解之后，汗出不止，沾濡数日，恶寒重添厚衣，心胸间时烦热，头目昏愦，上壅食少，此乃胃中阴火炽盛，与外天雨之湿气相合，而汗出不休，遂用羌活胜湿汤，以风药去其湿，甘寒泻其热，一服而愈。（《张氏医通·杂门》）

按语：汗之源不一，有因于卫气疏者，有因于营气热者，有因于营卫不和者。盖风邪干卫，则腠理疏，营气乘表虚而外泄，则自汗，治当散邪为急，宜从仲景桂枝汤、小建中辈；迟则营气外亡，邪气内入，必变腑实潮热矣，又宜三承气汤选用。此皆外感自汗也。若郁热内蒸，亦必从空窍发泄，或从肠胃下奔，或从皮毛外达，则郁热得散，然外泄轻于下奔，蒸热胜于干热，以此验营卫之枯与不枯也，当从内伤虚损例治之。本例患者劳役所伤而又遇阴雨寒湿，以致胃中阴火炽盛，与外天雨之湿气相合，而汗出不休，予羌活胜湿汤，以风药去其湿，甘寒泻其热而愈。

（三）消渴

1. 概述

消渴是由禀赋不足或恣食肥甘，或情志过极，房事不节，热病之后等因素所致，以口渴多饮、多食而瘦、尿多为主要表现的疾病。根据消渴病的临床特征，该病主要是指西医学的糖尿病。其他如尿崩症，因具有多尿、烦渴的临床特点，与消渴病也有某些相似之处。

2. 观点

消渴一病，《内经》有其论无其治，《金匮要略》有论有治也。上消者，舌上赤裂，大渴引饮，"逆调论"谓心移热于肺，传为膈消者是也，以白虎加人参汤治之；中消者，善食而瘦，自汗，大便硬，小便数，瘅成为消中者是也，以调胃承气汤治之；下消者，烦躁引饮，耳轮焦干，小便如膏，此肾消也，六味丸治之。

张璐治疗消渴，基本上遵《内经》《金匮要略》之旨，在详审病机基础上，指出还需详察南北风土之强弱，病人禀气之厚薄，配合脉象而推之虚实，治法则用《金匮》、东垣、养葵之法以及刘张寒泻之法，灵活运用，屡屡奏效。

3. 选方

文蛤散（《玉函》）

组成：川文蛤（蛤蜊中一种，壳厚色苍而滑者，火煅用）。

用法：上一味，杵为散，沸汤服方寸匕。

主治：渴欲饮水不止。

方义：渴欲饮水而不吐水，非水邪盛也；不口干舌燥，非热邪盛也。唯引饮不止，故以文蛤一味，不寒不温，不清不利，专意于生津止渴也。（《医宗金鉴》）

4. 案例

案例 1

石顽治太学赵雪访，消中善食，日进膏粱数次，不能敌其饥势，丙夜必进二餐，食过即昏昏嗜卧，或时作酸作甜，或时梦交精泄，或时经日不饮，或时引饮不彻，自言省试劳心所致。询其先前所服之药，屡用安神补心，滋阴清火，俱不应，延至麦秋，其证愈剧，始求治于石顽。察其声音，浊而多滞，其形虽肥盛色苍，而肌肉绵软，其脉六部皆洪滑而数，唯右关特甚，其两尺亦洪滑，而按之少神。此肾气不充，痰湿挟阴火泛溢于中之象。遂与加味导痰加兰香，数服，其势大减，次以六君子合左金。枳实汤泛丸服，后以六味丸去地黄，加鳔胶、蒺藜，平调两月而康。(《张氏医通·杂门》)

按语： 本例患者膏粱肥脂，脾胃受损，痰湿内蕴，加之久病及肾，以致肾气不充，痰湿挟阴火泛溢于中，先与加味导痰加兰香导其痰湿，次以六君子合左金、枳实汤健脾化痰，后以六味丸去地黄、加鳔胶、蒺藜补肾消痰平调而安。正所谓膏粱饱食过多，脾肾之元又虚，驱邪扶正两不可少，先截痰食，次补脾肾。

案例 2

又治朔客白小楼，中消善食，脾约便艰。察其形，瘦而质坚；诊其脉，数而有力。时喜饮冷气酒。此酒之湿热内蕴为患，遂以调胃承气三下，破其蕴热，次与滋肾丸数服，涤其余火而安。(《张氏医通·杂门》)

按语： 调胃承气直泻阳明有余，又攻邪不可过，除其大半，再以滋肾丸清其余火则安。

案例 3

又治粤客李之藩，上消引饮，时当三伏，触热到吴，初时自汗发热，烦渴引饮，渐至溲便频数，饮即气喘，饮过即渴，察其脉象，唯右寸浮数动滑，知为热伤肺气之候。因以小剂白虎加人参，三服，其势顿减，次与生脉散，调理数日而痊。(《张氏医通·杂门》)

按语：上消热盛伤津气，白虎人参除热补气津，热去，唯以生脉复本则可。

案例4

又治薛廉夫子，强中下消，饮一溲二。因新娶继室，其阴灼烁，虚阳用事，阳强不倒，恣肆益甚，乃至气息不能相续，精滑不能自收，背曲肩随，腰胯疼软，足膝痿弱，寸步艰难，糜粥到口即厌，唯喜膏粱方物。其脉或时数大少力，或时弦细数疾，此阴阳离决，中空不能主持，而随虚火辄内辄外也，峻与八味、肾气、保元、独参，调补经年，更与六味地黄，久服而瘥。（《张氏医通·杂门》）

按语：此下消重症，非大剂峻补，不可挽回。

（四）虚劳

1. 概述

虚劳又称虚损，是以脏腑亏损，气血阴阳虚衰，久虚不复成劳为主要病机，以五脏虚证为主要临床表现的多种慢性虚弱证候的总称。虚指精气夺则虚；损指久虚不复谓之损；劳指损极不复谓之劳。凡属多种慢性虚弱性疾病，发展至严重阶段，以脏腑气血阴阳亏损为主要表现的病证，均属于本病证的范围。西医学中多个系统的慢性消耗性和功能衰退性疾病，也可出现类似虚劳的临床表现。

2. 观点

张璐论治虚劳遵《金匮要略》要义，重视脉证，辨别阴阳，强调精血。特别指出虚劳之人诊脉的重要性，认为"虚损之人，虽远房室，其尺脉之弦强，必不能便软，若更犯房室，明日反和，此阴阳得交，故尔暂软，后日诊之，其弦强必愈甚，不可不辨"。

3. 选方

（1）安肾丸

组成：肉桂、川乌头（炮）各一两五钱，白蒺藜（炒，去刺）、巴戟天（去骨）、薯蓣（姜汁炒）、茯苓、石斛（酒炒）、川草薢（炒）、白术、肉苁蓉（酒浸去腐）、补骨脂（炒）各四两八钱。

用法：为末，炼蜜丸梧子大，每服七十丸，空腹盐汤，临卧温酒下。

主治：肾虚风袭，下体痿弱疼痛，不能起立。

方义：肾脏为风寒所袭，所以不安，故用乌头、蒺藜祛风散寒之剂，风去则肾自安，原无事于温补也。其他桂、苓、术、薢、脂、戟、苁、斛，虽曰兼理脾肾，而实从事乎祛湿利水，只缘醉饱入房，汗随风蔽，所以肢体沉重，非藉疏通沟洫，病必不除，因仿佛地黄饮子而为制剂。彼用地黄、菖、志、冬、味、萸、附以交心肾之气，此用蒺、薢、术、蓣、骨脂、乌头以扶坎陷之风，与崔氏八味丸，迥乎不同也。（《张氏医通》）

（2）四乌鲗骨一藘茹（《素问》）

组成：乌鲗骨（乌贼骨）四两，藘茹一两（本草作茹藘，即茜根）。

用法：丸以雀卵，大如小豆，以五丸为后饭，饮以鲍鱼汁，利肠中及伤肝也。

主治：气竭肝伤，脱血血枯，妇人血枯经闭，丈夫阴痿精伤。

方义：考《本草》二味，并皆走血，故《内经》以之治气竭伤肝，血枯经闭等证。丸以雀卵，饮以鲍鱼汁者，取异类有情，以暖肾调肝，则虚中留结之干血，渐化黄水而下矣。后饭者，先药后饭，使药力下行也。唯金水二脏，阴虚阳扰，喘嗽失血，强中滑精者禁用，以其专主温散，而无涵养真阴之泽也。（《张氏医通》）

（3）花蕊石散（《局方》）

组成：花蕊石五两（碎。产硫黄山中，状如黄石，中有黄点如花之心，故名花蕊。近世皆以玲珑如花蕊者伪充，欲试真伪，煅过置血上，血即化水者真），硫黄二两。

用法：上二味，同入炀成罐内，盐泥封固，煅一伏时，研如面，每用二钱，食远童便调服。妇人产后血逆血晕，胞衣不下，或子死腹中，俱宜服之，瘀血化为黄水，然后以独参汤调之。

主治：气虚血凝，瘀积壅聚，胸膈作痛，宜用重剂竭之。

方义：花蕊石散为破血之峻剂，功专化血为水。花蕊石化其既瘀之血，硫黄补下焦之火，以祛阴邪，童便有降下之功，且以制二石之悍性耳。（《成方便读》）

（4）十灰散

组成：大蓟、小蓟、柏叶、薄荷、茜根、茅根、山栀、大黄、牡丹皮、棕榈皮等分。

用法：各烧灰存性，纸裹盖地上一夕。食远服二三钱，童便调下。

主治：虚劳吐血咯血，先用此遏之。

方义：花蕊石散为破血之峻剂，功专化血为水，而世畏其峻，罕能用之。葛可久言：暴血成升斗者，宜花蕊石散；若病久涉虚，及肝肾二家之血，非其所宜，且与十灰散。并举而言，不分寒热主治，所以后世不能无误用之失。当知十灰散，专主火炎上涌之血，倘误用以治阴邪因结之证，为害犹轻，若误用花蕊石散血热妄行之病，为患莫测。况血热妄行，十常八九，阴邪因结，十无一二，所以举世医者病者，俱畏之如蝎，遂致置而不讲，乃致一切阴邪暴涌之血，悉皆委之莫救，岂其命耶！（《张氏医通》）

（5）乌骨鸡丸（《秘旨》）

组成：乌骨白丝毛鸡一只（男雌女雄，制法同巽顺丸）。

用法：北五味一两（碎），熟地黄四两（如血热，加生地黄二两），上二味，入鸡腹内，用陈酒、酒酿、童便于砂锅中煮，如巽顺丸。绵黄芪（去皮，蜜酒拌炙）、于术（饭上蒸九次）各三两，白茯苓（去皮）、当归身（酒洗）、白芍药（酒炒）各二两，上五味，预为粗末。同鸡肉捣烂焙干，骨用酥炙，共为细末，入下项药。人参三两（虚甚加至六两），牡丹皮二两（酒净，勿炒），川芎一两（童便浸，切晒），上三味，各为细末，和前药中。另用干山药末六两打糊，众手丸成，晒干勿令馊，瓷罐收贮。清晨人参汤或沸汤送下三钱，卧时醇酒再服二钱。大便实者，炼白蜜为丸亦可。骨蒸寒热，加九肋鳖甲三两，银柴胡、地骨皮各一两五钱；经闭加肉桂一两，崩漏下血，倍熟地，加真阿胶二两；倒经血溢，加麦门冬二两；郁结痞闷，加童便制香附二两，沉香半两；赤白带下，加真川萆薢二两，四制香附二两，蕲艾一两；白淫，倍用参、芪、苓、术。

主治：妇人郁结不舒，蒸热咳嗽，月事不调，或久闭不行，或倒经血溢于上，或产后褥劳，或崩淋不止及带下赤白、白淫诸证。兼疗男子斲丧太早，劳嗽吐红，成虚损者。

方义：乌骨鸡丸，诸药皆平常无奇，而调经最验。盖鸡属巽补肝，尤妙在乌骨益肾，变巽归坎，甲癸同源，兼滋冲任也。（《张氏医通》）

4.案例

案例1

石顽治牙行陶震涵子，伤劳咳嗽失血，势如泉涌，服生地汁、墨汁不止。余及门周子，用热童便二升而止，邀石顽诊之。脉得弦大而虚，自汗喘乏，至夜则烦扰不宁，与当归补血汤四帖而热除。时觉左胁刺痛，按之漉漉有声，此少年喜酒负气，尝与人斗狠所致，与泽术麋衔汤，加生藕汁调服，大便即下累累紫黑血块，数日乃尽。后与四乌鲗骨一蘆茹为末，分四服。入黄牝鸡腹中煮啖，留药蜜丸，尽剂而血不复来矣。(《张氏医通·诸伤门》)

按语： 喜酒伤劳咳嗽失血，非标本兼治，不能痊愈。本例患者伤劳咳嗽失血，予热童便清解而缓。气血亏虚，故用当归补血汤，以其湿热阻滞，予泽术麋衔汤加生藕汁健脾和胃、清热利湿，后与四乌鲗骨一蘆茹配合黄牝鸡，以其温散，而用牝鸡涵养真阴之泽。

案例 2

又治颜汝玉女，病虚羸寒热，腹痛里急，自汗喘嗽者三月余。屡更医药不愈，忽然吐血数口，前医转邀石顽同往诊。候其气口虚涩不调，左皆弦微，而尺微尤甚。令与黄芪建中加当归、细辛。前医曰：虚劳失血，曷不用滋阴降火，反行辛燥乎？余曰不然。虚劳之成，未必皆本虚也，大抵多由误药所致，今病欲成劳，乘其根蒂未固，急以辛温之药提出阳分，庶几挽前失。若仍用阴药，则阴愈亢而血愈逆上矣。从古治劳，莫若《金匮》诸法，如虚劳里急诸不足，用黄芪建中，原有所祖，即腹痛悸衄，亦不出此。更兼内补建中之制，加当归以和营血，细辛以利肺气，毋虑辛燥伤血也。遂与数帖，血止。次以桂枝人参汤数服，腹痛寒热顿除。后用六味丸，以枣仁易萸肉，或时间进保元、异功、当归补血之类，随证调理而安。余治虚劳，尝屏绝一切虚劳之药，使病气不陷入阴分，深得《金匮》之力也。门人进问虚损之治，今人恒守肝只是有余，肾只是不足二语，咸以清热平肝为务，吾师每以扶脾益肝建功，其旨云何？石顽答曰：夫嗽虽言肺病，而实本之于胃。《内经·咳论》有云：其本在胃，颇关在肺，其义可见。至于平肝之说，关系非轻。肝为生发之脏，主藏精血，精血内充，证脉俱无由见也。凡虚劳里急，亡血失精，烦热脉弦诸证，良由生气内乏，失其柔和而见乖戾，似乎邪热有余之象，是须甘温调补，以扶生发之气。审系阴亏，则壮水以制阳，阳虚则培土以厚载，使之荣茂而保其贞固，讵可复加削伐而损既病之胃气乎？（《张氏医通·诸伤门》）

按语： 张氏以仲景黄芪建中之法，治虚劳嗽血，并释其本由，深得《金匮》之旨。

（五）积聚

1. 概述

积聚是指因正气亏虚，脏腑失和，气滞、血瘀、痰浊蕴结于腹，引发腹内结块，或胀或痛为主要临床特征的病证。常见于西医学的肝脾肿大、腹腔肿瘤、胃肠功能紊乱、不完全肠梗阻、肠扭转等。

2. 观点

积聚一证，张璐尤其重视在扶正补虚的基础上消积散结，如六君、十全大补配合化瘀消痰散积药物，同时指出单纯破块药而不补益多不效，或单用进补养而不搜逐也无益。

3. 选方

（1）赤丸（《金匮》）

组成： 茯苓、半夏各四两（一方用桂），乌头二枚（炮），细辛一两（《千金》作人参）。

用法： 上四味为末，内真朱即朱砂为色，蜜丸如麻子大，先食酒下三丸，日再夜一服，不知稍增，以知为度。《千金》无半夏。

主治： 寒积厥逆。

方义： 方中乌头与半夏同剂，用相反以攻坚积沉寒，非妙达先圣至理，不能领略其奥，与胡洽治膈上积用十枣汤加甘草、大戟同一妙义；而《普济方》仅用乌头、半夏二味，易白凤仙子、杏仁，黄丹为衣，服七丸至谷道见血而止，其瞑眩之性可知。盖药之相反相恶，不过两毒相激，原非立能伤人，后世以为相反之味，必不可同用，陋哉！（《张氏医通》）

（2）乔氏阴阳攻积丸

组成：吴茱萸、干姜（炮）、官桂、川乌（炮）、黄连（姜汁拌炒）、半夏（姜制）、茯苓、延胡索、人参各一两，沉香（另研）、琥珀（另研）各五钱，巴豆霜（另研）一钱。

用法：为末，皂角四两煎汁糊丸绿豆大，每服八分，加至一钱五分，姜汤下，与脾胃药间服。每以六君去术倍苓，加肉桂、当归，米饮糊丸；或朝服增损六君，夕用阴阳攻积；或服攻积一日，六君二三日，随人强弱而施，但初服未尝不应，积势向衰，即当停服，所谓衰其大半而止，专力补脾可也。

主治：寒热诸积。

方义：此方出《士材先生必读》。先生向寓郭园，曾以此方授之郭姬，云是乔三余所定。方中萸、桂走肝，干姜入脾，乌头达肾，专取辛烈以破至阴之固垒，半夏、茯苓以开痰蔽，延胡、琥珀以散血结，沉香以通气闭，巴豆霜以荡坚积，黄连以除旺气，人参以助诸味之力也。其所授郭姬之方，酒曲糊丸，较之皂角汁稍平，妙用全在与脾胃药间服。（《张氏医通》）

（3）阿魏膏

组成：羌活、独活、黑参、官桂、赤芍、穿山甲（炮）、生地黄、獖鼠粪、大黄、白芷、天麻各五钱，红花槐、柳枝各三钱，土木鳖二十枚（去壳）。

用法：上用真麻油二斤浸，春五夏三秋七冬十日。煎黑去滓，入乱发鸡子大一握，再熬滤清，徐下真黄丹煎，较软硬得中，入芒硝、阿魏、乳香、没药各五钱，取起离火，再入苏合香油半两、磨香三钱，调匀成膏，瓷器收藏。临用时取两许，摊大红纾上贴患处，内服健脾消积开郁药。凡贴膏须正当痞块，不可偏，偏则随药少处遁去，即不得力。贴后以绵纸掩，用芒硝随患处铺半指厚，用热熨斗熨一时许，日熨三次，硝耗再加，月余药力尽，其膏自脱便愈。年久者连用二膏，无不消尽。若是肝积见于左胁，加芦荟末和硝熨之；倘积去，于所遁处再贴一膏，必仍归旧窠矣。《普济方》无羌活、黑参、白芷、天麻、生地、赤芍，多川乌、南星、半夏、甘遂、甘草、人参、五灵脂各五钱。

主治：一切痞块。

方义：阿魏辛温，有理气消肿、活血消积功效。其气辛烈而臭，入食料中，能辟一切禽兽鱼龟腥荤诸毒。凡水果、蔬菜、米、麦、谷、豆之类，停留成积者，服此立消。以此为主外用亦能消痞祛积。

4. 案例

顾晋封夫人患痞在胁下，或令用膏药，加阿魏一分，麝香半分贴之，五六日间，遂下鲜血血块甚多，二三日方止，是后每岁当贴膏时，必发，近邻妪亦用阿魏膏贴痞，下血如前。世以阿魏、麝香为痞块必用之药，外用为患若此，况服食乎？因为拈出，以为虚人漫用攻击之戒。(《张氏医通·诸气门上》)

按语：阿魏膏理气消肿，活血消积，能治一切痞块，配合内服健脾消积开郁药而随人强弱而施。本例患者每用阿魏膏贴痞则下血块甚多，提示虚人当戒漫用攻击之法度。

（六）厥证

1. 概述

厥证是由阴阳失调，气机逆乱所引起，以突然昏倒、不省人事、四肢厥冷为主要表现的一种病证。轻者昏厥时间短，清醒后无偏瘫、失语、口眼歪斜等后遗症，重者则可一厥不醒而死亡。有关厥证的记载，分为两种情况，一种是指突然昏倒，不省人事；另一种是指肢体和手足逆冷。与西医学诊断的休克、中暑、低血糖昏迷以及精神神经性疾病等相似。

2. 观点

张氏论述厥证，综合了《内经》《金匮》的观点，分别辨证为寒厥、热厥、气厥、血虚致厥、痰厥等证型。至于暴厥、卒厥是厥证中的急重症，张氏认为前者为血气入脏，预后差；后者为实气入腑，若救治及时，尚可挽回。

3. 选方

局方七气汤

组成：人参一钱半至三钱，甘草（炙）一钱，肉桂一钱至钱半，半夏一钱至钱半，生姜七片。

用法：上五味，水煎，空心服。《千金》加吴茱萸，名奔气汤。

主治：七情郁结于中，心腹绞痛，服宽膈破气药转剧者，投此即效。

方义：虚冷上气及寒气、热气、怒气、恚气、喜气、忧气、愁气，内结积聚，坚牢如杯，心腹绞痛，不能饮食，时发时止，发即欲死，此药主之。(《太平惠民和剂局方》)

4. 案例

汪石山治一人卒厥，暴死不知人。先前因微寒数发热，面色萎黄，六脉沉弦而细，知为中气久郁所致，与人参七气汤一服，药未热而暴绝。汪令一人紧抱，以口接其气，徐以热姜汤灌之，禁止喧闹移动，移动则气绝不返矣。有顷果苏，温养半月而安。不特此证为然，凡中风、中气、中暑、中寒、暴厥，俱不得妄动以断其气。《内经》明言气复返则生，若不谙而扰

乱其气，不得复返致夭枉者多矣。(《张氏医通·寒热门》)

按语:《素问·厥论》云：厥之为病也，足暴清，胸将若裂，肠若以刀切之，烦而不能食，脉大小皆涩。寒热客于五脏，厥逆上泄，阴气竭，阳气未入，故卒然痛死不知人，气复反则生矣。阳气衰于下，则为寒厥，阴气衰于下，则为热厥。曰阳厥者，因善怒而得也；曰风厥者，手足搐搦，汗出而烦不解也；曰痿厥者，痿病与厥杂合，而足弱痿无力也；曰痹厥者，痹病与厥病杂合，而脚气顽麻肿痛，世谓脚气冲心者是也；曰厥痹者，卧出而风吹之，血凝于肤者为痹，凝于脉者为泣，凝于足者为厥是也。本例患者遇卒暴病，病家医士皆宜知此。盖暴病多火，扰之则正气散而死也。

八、经络肢体病证

（一）头痛

1. 概述

头痛即指由于外感与内伤，致使脉络拘急或失养，清窍不利所引起的以病人自觉头部疼痛为特征的一种常见病证，也是一个常见症状，可以发生在多种急慢性疾病中，有时亦是某些相关疾病加重或恶化的先兆。常见于西医学中的血管性头痛、紧张性头痛、头部外伤后头痛、部分颅内疾病、神经官能症等。

2. 观点

张氏认为，头痛有虚、实之分，又有外感、内伤之别，尤其是注重辨别邪气、内虚，以及寒、湿、风、暑、痰饮、瘀血者。张氏同时指出，头痛原因虽多，但在治疗上都不能离开风药。因风药能引药至高巅之上，从而发挥药效，起到事半功倍的效果。

3. 选方

（1）选奇汤

组成：羌活一钱半，防风一钱，黄芩（酒炒）一钱半，甘草（炙）一钱，生姜一片。

用法：水煎去滓，食后稍热缓缓服之。冬月，去黄芩加香豉三钱，葱白二茎。如痛连鱼尾为血虚，加黄芪三钱，当归一钱；日晡发热为血热，加白芍一钱五分；目赤，加菊花；鼻塞，加细辛；夏月近火痛剧为伏火，加石膏三钱；头风疼热不止，加石膏、麻黄，不应，属血病也，加川芎、芽茶。

主治：风火相煽，眉棱骨痛。

方义：羌活、甘草之辛甘发散，仅可治风，未能散火，得黄芩以协济之，乃分解之良法也。黄芩虽苦寒，专走肌表，所以表药中靡不用之，观仲景黄芩汤、柴胡汤及奉议阳旦汤可知。（《张氏医通》）

（2）川芎茶调散（《局方》）

组成：川芎、白芷、羌活、防风、荆芥、薄荷、甘草（炙）各一两，香附（童便浸炒）二两。

用法：为散，食后茶清调服二钱，日三服。妇人产后，豆淋酒服。轻者三服，重者五七服效。

主治：久风化火头痛及偏正头风。

方义：本方为治疗风邪外袭所致头痛有效方。方中川芎善治少阳、厥阴头痛；羌活善治太阳经头痛；白芷善治阳明经头痛；细辛、薄荷、荆芥、防风辛散上行以疏散风邪，止头痛。此方以川芎为主药而制成散剂，用茶清调服，治风邪上犯头目，阻遏清阳之头痛有卓著的疗效，故名。

4. 案例

李士材治顾淡之，劳神之后，躁热甚，头角掣痛，时作时止，医禁其食而解表，四日议攻里。诊之脉不浮紧，安得表邪；又不沉实，安得里邪？只手太阴大而无力，为神劳太过，乃虚烦类伤寒也，先饮糜粥，用大剂归脾汤而愈。（《张氏医通·诸痛门》）

按语： 头者，天之象，阳之分也。六腑清阳之气，五脏精华之血，皆朝会于高巅。天气所发，六淫之邪，人气所变，五贼之运，皆能犯上而为灾害。或蔽覆其清明，或坠遏其经隧，与正气相搏，郁而成热，则脉满而痛，若邪气稽留，亦脉满而痛，是皆为实也。若寒湿所侵，虽正气衰微，不与相搏而成热。然邪袭于外，则血凝而脉缩，收引小络而痛，得温则痛减，是为虚也。因风而痛者，抽掣恶风，或汗自出；因暑而痛者，或有汗，或无汗，皆恶热而耳前与额胀痛；因湿而痛者，头必重，遇阴天尤甚；因痰饮而痛者，亦昏重而痛，愦愦欲吐；因寒而痛者，绌急恶寒；因气虚而痛者，遇劳则甚，其脉大；因血虚而痛者，痛连鱼尾，善惊惕，其脉芤，或沉数。头痛自有多因，而古方每用风药者，盖高巅之上，唯风可到，味之薄者，阴中之阳，自地升天者也。在风寒湿者，固为正用，即虚与热者，亦假引经耳。本例患者血虚致头部脉络失于濡养，不荣则痛，故与大剂归脾汤调治而愈。

（二）痹病

1. 概述

痹病指正气不足，风、寒、湿、热等外邪侵袭人体，痹阻经络，气血运行不畅所导致的，以肌肉、筋骨、关节发生疼痛、麻木、重着、屈伸不利，甚至关节肿大灼热为主要临床表现的病证。本病的临床表现与西医学的结缔组织病、骨与关节等疾病相关，如风湿性关节炎、类风湿性关节炎、强直性脊柱炎、痛风、肌纤维炎、增生性骨关节炎等。

2. 观点

经云：风寒湿三气杂至，合而为痹。风气胜者为行痹，寒气胜者为痛痹，湿气胜者为著痹。以冬遇此者为骨痹，以春遇此者为筋痹，以夏遇此者为脉痹，以至阴遇此者为肌痹，以秋遇此者为皮痹。张氏认为"行痹者，病处行而不定，走注历节疼痛之类……痛痹者，寒气凝结，阳气不行，故痛有定处，俗名痛风是也……著痹者，肢体重著不移，疼痛麻木是也。盖气虚则麻，血虚则木……骨痹者，即寒痹痛痹也，其证痛苦攻心，四肢挛急，关节浮肿。筋痹者，即风痹行痹也，其证游行不定，与血气相搏，聚于关节，筋脉弛纵，或赤或肿。脉痹者，即热痹也，脏腑移热，复遇外邪客搏经络，留而不行，其证肌肉热极，皮肤如鼠定，唇口反裂，皮肤色变。肌痹者，即著痹湿痹也，留而不移，汗出四肢痿弱，皮肤麻木不仁，精神昏塞。皮痹者，即寒痹也，邪在皮毛，瘾疹风疮搔之不痛，初起皮中如虫行状。"

在痹证的诊断上，张氏尤为重视脉诊，对各痹证的脉象诊断做了详细而形象的描述："脉大而涩为痹，脉急亦为痹。肺脉微为肺痹，心脉微为心痹。右寸沉而迟涩为皮痹，左寸结而流利为血痹，右关脉举按皆无力而涩为肉痹，左关弦紧而浮沉有力为筋痹。"

同时，在痹证的治疗上，张氏针对风、寒、湿的发病特点，提出行痹治疗须参以补血之剂，盖治风先治血，血行风自灭也。痛痹治疗当散寒为主，疏风燥湿，仍不可缺，更须参以补火之剂，非大辛大温，不能释其凝寒之害也。著痹治疗当利湿为主，祛风解寒，亦不可缺，更须参以理脾补气之剂，盖土强自能胜湿，而气旺自无顽麻也。

3. 选方

（1）金匮乌头汤

组成：麻黄（去节）六钱，黄芪（姜汁和蜜炙）、芍药（酒炒）各三钱，甘草（炙）一钱，川乌头一枚（㕮咀，以蜜一升煎取五合，即出乌头）。

用法：上除乌头，㕮咀四味，以水三升，煮取一升，去滓，内蜜煎中更煎之，分二服；不知，尽服之。

主治：病历节痛，不可屈伸，及脚气疼痛。

方义：方中乌头大辛大热，祛湿散寒，助以麻黄表散风湿，黄芪益气血，芍药甘草酸甘化阴，以制乌麻之辛热，白蜜杀乌头之毒，而治寒湿痹痛，利关节，缓急散风。

（2）千金附子汤

组成：附子一枚，芍药、桂心、甘草、茯苓、人参各一两，白术一两二钱。

用法：上七味㕮咀，以水八升，煮取三升，分二服。

主治：湿痹缓风，身体疼痛如欲折，肉如锥刺刀割。

方义：方中炮附子温经壮阳，人参补益元气，茯苓、白术健脾化湿，桂心和血通络，芍药和营止痛。诸药合用，共奏温经助阳，祛寒除湿之功。

（3）除湿蠲痛汤

组成：苍术（泔浸，去皮，切）、白术（同苍术炒）各二钱，羌活、茯苓、泽泻各半钱，陈皮一钱，甘草（炙）五分。

用法：水煎，入姜汁、竹沥各数匕，热服，取微汗效。

主治：身体沉重酸疼，天阴即发。

方义：此方以苍术、白术为主药化湿，茯苓、泽泻以助利湿，羌活通络，陈皮和胃，炙甘草和中，姜汁、竹茹加强祛痰湿作用，共奏健脾除湿、通经蠲痛功效。

（三）痉病

1. 概述

痉证是指筋脉失养或热甚动风所引起的以项背强直，四肢抽搐，甚至口噤、角弓反张为主要临床表现的一种病证。西医学中各种原因引起的热性惊厥以及某些中枢神经系统病变，如流行性脑脊髓膜炎、流行性乙型脑炎、中毒性脑病、脑脓肿、脑寄生虫病、脑血管疾病等可出现痉证表现。

2. 观点

张氏对痉病的认识与张仲景不同，有其独到之处。《金匮》云："太阳之病，发热无汗，反恶寒者，名曰刚痉。太阳病发热汗出，而不恶寒者，名曰柔痉。"故仲景认为痉只属太阳，而不及他经。但张氏认为痉之为病，乃太阳少阴之病也，除太阳经外，少阴经尤其要得到重视。盖肾与膀胱为表里，膀胱为津液之腑，而肾为藏精之脏，病在二经，水亏可知，故治此者，最常以真阴为主。

3. 选方

张璐对此证，多引述其他医家用方，选方略。

（四）腰痛

1. 概述

腰痛又称"腰脊痛"，是指因外感内伤或挫伤导致腰部气血运行不畅或失于濡养，引起腰脊或脊旁部位疼痛为主要症状的一种病证。急性腰痛，病程较短，轻微活动即可引起一侧或两侧腰部疼痛加重，脊柱两旁常有明显的按压痛。慢性腰痛，病程较长，缠绵难愈，腰部多隐痛或酸痛。常因体位不当，劳累过度，天气变化等因素而加重。常见于西医的腰肌纤维炎、强直性脊柱炎、腰椎骨质增生、腰椎间盘病变、腰肌劳损等。

2.观点

经云：腰者肾之府，转摇不能，肾将惫矣。巨阳虚则头项腰背痛。此二条言证之虚。膀胱之脉，挟脊抵腰，故挟脊痛，腰似折。此一条言邪之实。《内经》言太阳腰痛者，外感六气也；言肾经腰痛者，内伤房劳也。

张璐论治腰痛，重视外感六气、内伤房劳所致。他同时指出，标病可有风、寒、湿、热、闪挫、瘀血、滞气、痰积，而肾虚才是病本。肾虚，又须分寒热主治。脉细而软，或虚浮，力怯短气，小便清利，属阳虚火衰，肾气丸加肉苁蓉、补骨脂、巴戟、鹿茸之类；脉大而软，或细数，小便黄，属阴虚火炎，六味丸加龟板、当归、杜仲、续断之类。

3.选方

（1）摩腰膏

组成：附子、川乌头、南星各二钱半，蜀椒、雄黄、樟脑、丁香各半钱，干姜一钱，麝香一分。

用法：上为末，蜜丸弹子大，每用一丸。生姜自然汁化开如糜，蘸手掌上，烘热摩腰中痛处，即以缓帛束定，少顷其热如火，每日饱后用一丸。

主治：老人虚人腰痛，妇人带下清水不臭者。

方义：诸药温通散寒，对于虚寒腰痛、寒湿腰痛效可。

（2）烧羊肾（《千金》）

组成：甘遂、桂心（一作附子）、杜仲、人参。

用法：上四味等分，治下筛，以方寸匕内羊肾中，炙之令熟，服之。

主治：肾虚而受寒湿，腰疼不得立。

方义：腰疼不得立，因虚而热结留着，非湿痰死血，则暴伤气逆，故于温理腰肾药中，必兼甘遂搜逐所伤，加人参以助迅扫之力；纳羊肾炙食，

取以直达肾脏。乃峻攻之猛剂，不可以有人参之补而视等闲也。(《千金方衍义》)

(3)青娥丸(《局方》)

组成：补骨脂(炒香)、杜仲(盐酒炒断丝)各四两。

用法：上二味为末，连皮胡桃肉三十枚，青盐去砂土净一两，同捣成膏，稍入炼白蜜，和丸弹子大，每服一丸，空心温酒化下。

主治：肾虚腰与季胁痛。

方义：本方有温补肝肾之功，服后可使肝肾充足，腰痛若失，须发乌黑，筋骨强壮，从而体健年轻，可与青年女子相媲美，故名青娥丸。

4.案例

案例1

石顽治沈云步媳，常有腰疼带下之疾，或时劳动，日晡便有微热，诊其两尺皆弦，而右寸关濡、少力，此手足太阴气衰，敷化之令不及也。合用异功散加当归、丹皮调补胃中营气，兼杜仲以壮关节，泽泻以利州都，则腰疼带下受其益矣。(《张氏医通·诸痛门》)

按语：本例患者手足太阴气衰不能敷化而致腰痛带下，故以异功散加当归、丹皮调补胃中营气，兼杜仲以壮关节，泽泻以利州都，则腰疼带下除。尺弦而右寸关虚濡、少力，土虚木贼之故，运化脾元，稍兼对症之佐使，则痛除而带消。

案例2

江苏总藩张公，严冬腰腹疼重，甲夜延石顽诊候，脉得沉滑而驶，遂取导痰兼五苓之制，一剂而腹痛止，三啜而腰髋弛纵自如，未尝用腰腹痛之药也。(《张氏医通·诸痛门》)

按语：此痰饮所起之腰痛，与肾著汤治腰疾之理暗合。

九、妇科病证 🦢

（一）月经不调

1. 概述

月经不调是妇科最常见的一种病证。凡外感六淫、内伤七情，以及房事不节，饮食劳倦，或受其他疾病的影响，均可引起月经不调。月经不调是指月经周期、经期、经量、经色和经质等方面的异常改变而出现病态者。包括月经先期、月经后期、月经先后无定期，以及月经过多和月经过少等。血液病、高血压病、肝病、内分泌病、流产、宫外孕、葡萄胎、生殖道感染、肿瘤（如卵巢肿瘤、子宫肌瘤）等均可引起月经失调。

2. 观点

张璐曰："经云：饮食入胃，游溢精气，上输于脾；脾气散精，上归于肺；通调水道，下输膀胱，水精四布，五经并行，故心脾和平，则经候如常。苟或七情内伤，六淫外侵，饮食失节，起居失宜，脾胃虚损，则月经不调矣。"具体分之，月经不调又有先期而至及过期而至之别。

若从寒热而论，张璐认为经水先期而来者，多属热，其证有二，一为血热，一为虚热。血热者四物汤中川芎减半，易生地加黄芩、丹皮、香附。虚热者，四物合保元。经水后期而来者，多属寒，其证有三：一是血虚宜调气生血，八物加香附，气虚甚则四物加人参、白术、黄芪、升麻、陈皮；二是过期色淡者，此为痰多，二陈加柴胡、香附、肉桂；三是过期兼白带者，用艾煎丸加香附。

月经不调，尚有其他一些情况，张氏也一并论及，如每遇经行，辄头疼气满，心下怔忡，饮食减少，肌肤不泽，此痰湿为患也，二陈加当归、炮姜、肉桂。又如经水延期，胸胁腰腹刺痛，虚泻寒战，此冲任衰弱，脏气虚冷故也，温经汤加减。再如，经水不止，见热证于口眼鼻，或渴，张氏名之为阴躁，阳欲先去也，急用大建中汤，或十全大补送肾气丸以补命门之下脱，如此等等，皆为医者临证指明了方向。

3. 选方

（1）土瓜根散（《金匮》）

组成：土瓜根、芍药、肉桂、䗪虫等分。

用法：上四味，为散，酒服方寸匕，日三服。

主治：瘀积经水不利，或一月再见。

方义：土瓜根，黄瓜根也，药铺不收，往往以瓜蒌根代用。考之《本经》瓜蒌根，性味虽同苦寒，而无散瘀血通月闭之功，此治虽专，惜乎其力绵缓，故以桂、䗪弼之，芍药监之，与旋覆花汤之用新绛不殊。（《张氏医通》）

（2）归附丸

组成：当归四两，香附八两（童便浸透，晾干再加酒醋盐姜四制）。

用法：为细末，醋糊丸，空心砂仁汤下三钱。血虚，加熟地八两；虚寒，加桂、附各一两；带下气腥，加吴茱萸、蕲艾各一两；脐下冷痛，加桂、附、沉香各一两，丁香三钱；经行少腹先痛，或血色紫黑结块，加醋煮蓬术二两，沉香一两经后少腹虚痛，加参、芪、阿胶各四两，蕲艾二两；经水色淡，加姜、桂各二两，人参四两。

主治：气乱，经期或前或后。

方义：冲任亏损，血气不调，致经期或前或后。香附和血调气；当归养血荣经。醋丸砂仁汤下，使子宫温暖，则生阳振发，而经脉滋荣，血气调和，经期复常。

4. 案例

治一中年妇，素性急，先因饮食难化，月经不调，服理气化痰药，反肚膨胀，大便泄泻；又加乌药、蓬术，肚腹愈胀，小便不利；加猪苓、泽泻，痰喘气急，手足厥冷，头面肢体肿胀，指按沉而屈，脉沉细，右寸为甚。此脾肺之气虚寒，不能通调水道，下输膀胱，渗泄之令不行，生化之气不运。东垣所云：水饮留积，若土之在雨中，则为泥矣，得和风暖日，水湿去而阳化，自然万物生长。喜其证脉相应，遂与加减肾气丸，小便即通。数剂肿满消半，四肢渐温，自能转侧，又与六君子加木香、肉桂、炮姜而愈。(《张氏医通·妇人门上》)

按语： 本例患者月经不调误服理气化痰、温经化瘀、清热通利之药，以致脾肺之气虚寒，不能通调水道，下输膀胱，渗泄之令不行，生化之气不运，先后与加减肾气丸、六君子加木香、肉桂、炮姜而愈。

（二）崩漏

1. 概述

崩漏是指经血非时暴下不止或淋沥不尽，前者称为"崩中"，后者称为"漏下"。一般突然出血，来势急，血量多的叫"崩"。其势如"山之崩"。淋漓下血，来势缓，血量少者叫"漏"，如"屋之漏"。若月经系正常按期而至，但阴道下血逾期不净，则属漏下范畴。常见于西医学的无排卵型功能失调性子宫出血病。

2. 观点

张璐秉承经旨，认为崩漏与脾、肝最为密切。张氏提出了崩漏的类型和治法，一是临经欲行，先寒热往来，两胁急缩，兼脾胃见证，或四肢困热，烦不得眠，心中急，用补中益气汤；二是有心理问题的崩漏患者，治当先说恶死之言劝谕，令惧死而心不动，以补中益气下安神丸，补养脾胃，镇坠心火，更以人参养荣，补阴制阳，经自止矣；三是崩漏下血伴腹痛，张氏强调先予止血；四是崩漏较久，下血过多，如血气不足，四肢倦怠乏力，增损四物汤，如去血虽多，间有崩漏水下，时有鲜血者，四物加丁香、胶艾、香附、丹皮。

关于崩漏的预后，张璐认为："血崩日久，纯下臭黄水，或带紫黑筋块腥秽不堪者不治；腹满不能饮食，不受参术补益者不治，服大剂补中，人参每日服至两许不应，反加寒热口燥，面目足胫浮肿者不治；瘀污崩脱，少腹不疼，后变阴户肿突，痛如刀割者，死期迫矣。"上述观点对当今临床仍有一定的指导作用。

3. 选方

（1）旋覆花汤

组成：旋覆花三钱，葱五茎，新绛（生用）尺许。

用法：上三味，水煎顿服。

主治：虚风袭入膀胱，崩漏鲜血不止。

方义：旋覆性专下气，兼葱，则能散结祛风，佐以茜丝专补膀胱，加以红蓝染就，深得《本经》散结气之旨。（《张氏医通》）

（2）防风丸

组成：防风（勿见火）。

用法：为末，醋丸梧子大，空腹，葱白汤下二钱五分。

主治：风入胞门，崩漏下血，色清淡者。

方义：《经验方》治妇人风入胞门，崩中不止，独圣散用一味防风，面糊酒调丸服。然唯血色清稀，而脉浮弦者为宜。如血色浓赤，脉来数者，又属一味子芩丸证，不可混也。（《本经逢原》）

4.案例

一妇老年患崩，诸药罔效，身热肢痛，头晕涕出，吐痰少食，众作火治，转致绝粒数日，仅存呼吸。诊之，乃脾肾虚寒。用生料八味丸一剂，翌早遂索粥，再剂热减痛止，服八味丸。愈后因劳役忧怒，至夏崩复作，胸饱发热脊痛，腰不可转，神气怫郁，脉洪无伦，按之微弱。此无根之火，内真寒而外假热也，以十全大补加附子，一剂晕止，崩血渐减，日服八味丸而愈。（《张氏医通·妇人门上》）

按语： 崩漏为妇科急症，稍有迟疑，便有性命之忧，故崩漏为历代医家所重视。张石顽认为崩漏一证与脾、肝两脏关系甚为密切，盖脾统血，肝藏血也。若因脾胃虚损，不能摄血，脾胃虚弱者，用六君子加芎归、柴胡；脾胃虚陷者，补中益气汤加酒炒白芍；若肝经有火，血热妄行，用四物汤加柴胡、山栀、丹皮；若怒动肝火，血热沸腾，用小柴胡加山栀、芍药、丹皮。若脾经郁结，血不归经，用归脾汤加山栀。本例患者崩漏致脱血，脾肾虚寒，用生料八味丸而缓，后因劳役忧怒复发，为内真寒而外假热也，以十全大补加附子后崩血，再予八味丸而安。

（三）经闭不行

1.概述

闭经分为原发性闭经和继发性闭经两类。前者指年龄超过16岁、第二性征已发育，但月经还未来潮者，或年龄超过14岁，第二性征未发育者。后者则指以往曾已建立月经周期，因某种病理性原因而月经停止6个月，或按自身原有月经周期计算停止3个周期以上者。青春期前、妊娠期、哺乳期以及绝经后期出现的无月经均属生理性闭经，不在此列。中医学早在《黄帝内经·素问》对闭经就有所论述，称其为"女子不月""月事不来""血枯"。

2. 观点

张璐强调指出，室女妇人诸病，以调经为先，调经以理气为要，盖气不利则血不流，故经闭的具体治疗仍要随证治之，如因血海虚寒伴小腹疼痛，或因血气虚损而伴潮热头目昏沉，肢体劳倦，五心烦热，怔忡面赤，口燥唇裂，盗汗身疼者，用温经汤。若因瘀血凝滞而伴腹中结块，腰腿重痛及少腹痛如锥刺者，宜四物加肉桂、苍术。貌本壮实，饮食减少者，胃气不调也。张氏还认为，妇人经闭，肥白者多痰，去痰则经自行。张氏特别论及经闭血枯与血膈的鉴别，云："血枯一证，与血膈相似，皆经闭不通之候，然而枯之与膈，则相反有如冰炭。夫枯者，枯竭之谓，血虚之极也；膈者，阻隔之谓，血本不虚，而或气或寒或积。有所逆也，病发于暂，其证或痛或实，通之则血行而愈，可攻者也。枯者其来也渐，冲任内竭，其证无形，必不可通者也。尝见今人之于此证。听其言，则明曰血枯经闭；察其治，则每用四物、桃仁、红花，甚至白硝、厚朴、三棱、莪术之类，无所不至。夫血既枯矣，只当补养阴气，使其血充，则弗招自至，奚俟通也；若勉强通之，则枯之愈枯，不死何待？"张氏此论确有指点迷津之效。

3. 选方

芦荟丸（《局方》）

组成：芦荟、青黛、朱砂（加研，水飞）各三钱，麝香一钱，大皂荚（去皮弦子）一两，干蟾一两（同皂荚烧存性）。

用法：为细末，蒸饼糊丸，麻子大，每服三五十丸，空心米汤下。

主治：肝疳口舌生疮，牙龈腐烂，遍体生疮，及妇人热结经闭，作块上冲梗痛。

方义：芦荟入厥阴肝经及冲脉。其功专于杀虫清热。冲脉为病，逆气里急及经事不调，腹中结块上冲，与小儿疳热积滞，非此不除。（《本经

逢原》)

4. 案例

喻嘉言治杨季登女，经闭年余，发热少食，肌削多汗而成劳怯。医见汗多，误为虚也，投以参、术，其血愈锢。诊时见汗出如蒸笼气水。谓曰：此证可疗处，全在有汗。盖经血内闭，只有从皮毛间透出一路，以汗即血之液也，设无汗而血不流，则皮毛槁而死矣。宜用极苦之药，敛血入内而下通于冲脉，则热退经行而汗自止，非补药所能效也。于是以龙荟丸日进三次，月余经血略至，汗热稍轻，姑减前丸，只日进一次。又一月经血大行，淋漓五日，而诸证全瘳矣。(《张氏医通·妇人门上》)

按语： 经闭一证，亦为临床常见证。张氏认为，经水阴血也，属冲任二脉，上为乳汁，下为血水。其为患，有因脾虚不能生血，或郁结伤脾而血损者；有因胃火而血燥者；有因劳伤心神而血耗者；有因积怒伤肝而血闭者；有因肾水不能生肝而血少者；有因肺气虚伤，不能统血而经不行者，其治疗之法，宜损其肺者，益其气；损其心者，调其营卫；损其脾胃者，调其饮食，适其寒温；损其肝者，缓其中；损其肾者，益其精。审而治之，庶无误矣。此外，张氏还论及了一些临床较为罕见的病候，如倒经，经水不通而逆行，或吐血，或衄血，或唾血等，再如哮喘经闭便血，再如下利而经断者。本例患者则是多汗而经闭者，以汗即血之液也，盖经血内闭，只有从皮毛间透出一路，若是无汗而血不流，则皮毛槁而死矣。故用极苦之药，敛血入内而下通于冲脉，则热退经行而汗自止，非补药所能效也。

十、精神病证

（一）癫病

1. 概述

癫病多与情志刺激、思虑太过、所愿不遂等因素有关，或有家族史。本病病位主要在心、肝，涉及脾、胆。基本病机是气郁痰结，阴阳失调。西医学中，癫病多与忧郁症、强迫症、精神分裂症等疾病有关。

2. 观点

张氏论治癫证，不离痰湿致病。并指出癫证乃气结为痰，痰饮郁闭其神识也。若痰迷心窍，当安神豁痰为主，先以控涎丹涌出痰涎，后用安神之剂。若风痰上盛而发癫狂，导痰汤加芩、连、菖、远，煎成入朱砂、沉香磨汁调服。因思虑而得者，先与稀涎散，后用归脾汤加辰砂末调补之。而癫疾既久，又应注意虚的证候。

3. 选方

（1）定志丸（《千金》）

组成：人参、茯神各三两，石菖蒲、大远志（甘草汤泡，去骨）各二两。

用法：上四味，为末，蜜丸梧子大，饮服七十丸，亦可作汤服。血虚，加当归；有痰，加橘、半、甘草、生姜。

主治：言语失伦，常常喜笑发狂。

方义：方中人参补心气，菖蒲开心窍，茯神能交心气于肾，远志能通肾气于心，共奏益气安神，宁心定志的功效，服之可使心神安定，五志归常，故称定志丸。

（2）千金防己地黄汤

组成：防己一钱，甘草、桂心、防风各三钱，生地黄四钱，生姜汁三匕。

用法：上四味，酒浸一宿，绞取汁，铜器盛之。地黄另咀，蒸之如斗米饭久，亦绞取汁，并入姜汁，和分三服。

主治：癫痫语言错乱，神气昏惑。

方义：方中重用生地黄滋补真阴，凉血养血为君；防己善搜经络风湿，兼可清热为臣；防风、桂枝调和营卫，解肌疏风为佐；甘草调补脾胃，和协诸药为使。配合成方，共奏滋阴凉血、祛风通络之功。

（3）半夏茯神散

组成：半夏、茯神各一两二钱，天麻（煨）、胆星、远志肉、枣仁（炒）、广皮、乌药、木香、礞石（煅）各八钱。

用法：上为散，每服三钱，水一盏，煎数沸，入生姜汁数匙，空心和滓服。

主治：癫妄因思虑不遂，妄言妄见，神不守舍，初病神气未衰者，用此数服效。

方义：枣仁养心宁神，茯神安神定志，半夏燥湿痰醒脾，胆星清热化痰，远志通肾交心，礞石镇虚坠热，天麻祛风化痰，木香调和气化，陈皮利中气以化痰也，更以生姜散豁痰涎。为散煎服，使痰化气清，则神志得养而癫妄无不宁，语言无不清矣。（《医略六书》）

4. 案例

李士材治张少椿女，以丧子悲伤，忽当雷雨交作，大恐，苦无所避，旦日或泣或笑，或自语，或骂詈，如中鬼祟。诊其心脉浮滑，余皆沉细，此气血两亏，忧恐伤心，心伤则热，热积生风也，以滚痰丸，用桔梗、延

胡索、陈皮、杏仁煎汤送下，出痰积甚多而愈。(《张氏医通·神志门》)

按语： 癫之为证，多因郁抑不遂，侘傺无聊所致。精神恍惚，语言错乱，或歌或笑，或悲或泣，如醉如狂，言语有头无尾，秽洁不知，经年不愈，皆由郁痰鼓塞心包，神不守舍，俗名痰迷心窍。本例患者气血两亏，忧恐伤心，心伤则热，热积生风也，以滚痰丸，用桔梗、延胡索、陈皮、杏仁煎汤送下，出痰积而安。

（二）狂病

1. 概述

狂病多因情志刺激、思虑太过、所愿不遂或脑外伤等诱发因素，或有家族史。本病病位主要在心、肝，涉及脾、胆。基本病机是痰火上扰，阴阳失调，神明失主。西医学中，狂病多见于精神分裂症、狂躁症等疾病中。

2. 观点

张氏认为，狂证乃阳气怫郁，不得疏越，少阳胆木挟三焦相火，太阳阴火上逆，故使人易怒如狂。张氏指出，足阳明之脉病，病甚则弃衣而走，登高而歌，甚至不食数日，逾垣上屋。四肢者诸阳之本也，阳盛则四脚实，实则能登高也。热盛于身，故弃衣欲走也。阳盛则妄言，骂詈不避亲疏，而不欲食，不欲食故妄走也。有怒狂者，生于阳也，阳者因暴折而难决，故善怒也，病名阳厥。说明夺其食者，不使火助邪也。饮以生铁落者，金以制木，木平则火降，故曰下气疾也。张氏还首次提出了针灸大敦穴治疗狂证的方法，"肝盛多怒狂亡者，针大敦在足大指上屡验"。

3. 选方

（1）生铁落饮

组成：铁落（用生铁火烧赤沸，砧上煅之有花纷纷坠地，取升许，用水二斗煮取一斗，入下项药），石膏二两，龙齿（醋煅，飞）、白茯苓、防风各两半，黑参、秦艽各一两。

用法：为粗末，入铁落汁中煮取五升，去滓，入竹沥一升和匀，温服二合，日三服。

主治：狂妄不避亲疏。

方义：铁落辛寒，有毒，即烧铁赤沸砧上爆下之屑也，铁铫内煅赤，醋沃七次用。《素问》云：有病怒狂者，治以生铁落为饮。渍汁煎药，取其性沉，下气最疾。该方坠痰镇心，适用于痰火热狂证。

（2）来苏膏

组成：皂角二两（大挺不蛀者，去庆弦子，切）。

用法：用酸浆水二升，浸透揉汁，砂锅内以文武火熬，用槐柳枝搅熬成似膏药，摊夹纸上阴干。如遇病人，取掌大一片，用温浆水化在盏内，将小竹管盛药，扶病人坐定，微抬起头，以药吹入左右鼻孔内，良久扶起，涎出为效。啜温盐汤一二口，其涎即止。忌鸡鱼生硬湿面等物。

主治：远近风痫，心病风狂，牙关不开，痰涎潮塞。

方义：皂角辛咸温，小毒，《本经》主风痹死肌，邪气头风泪出，利九窍，杀精物。皂角辛散属金，治厥阴风木之病，观《本经》主治风痹死肌，头风泪出，皆取其去风拔毒，通关利窍，有破坚积，逐风痰，辟邪气，杀虫毒之功。

4. 案例

一妇人狂言叫骂，歌笑非常，似祟凭依，一边眼与口角吊起，或作痫治，成作心风治，皆不效。乃是旧有头风之疾，风痰作之使然，用芎辛汤加防风，数服顿愈。（《张氏医通·神志门》）

按语：狂之为病，皆由阻物过极，故猖狂刚暴，若有邪附，妄为不避水火，骂人不避亲疏，或言未尝见之事，非力所能，病反能也。上焦实者，从高抑之，生铁落饮。阳明实则脉伏，大承气汤去厚朴加当归、铁落饮，以大利为度。在上者，因而越之，来苏膏或戴人三圣散涌吐，其病立安，后用洗心散、凉隔散调之。本例患者旧有头风之疾，风痰使然，用芎辛汤加防风祛风化痰而效。

（三）郁病

1. 概述

郁病是由于气机郁滞、脏腑功能失调至心情抑郁、情绪不宁、胸部满闷、胁肋胀痛，或易怒易哭，或咽中如有异物梗塞等症为主要临床表现的一类病证。又有脏躁、梅核气等病证。常见于西医学的神经衰弱、癔病及焦虑症等，也见于更年期综合征及反应性精神病。

2. 观点

张璐认为：郁证多患于妇人，《内经》所谓二阳之病发心脾，及思想无穷，所愿不得，皆能致病。为证不一，或发热头痛者有之，喘嗽气乏者有之，经闭不调者有之，狂癫失志者有之，火炎失血者有之，骨蒸劳瘵者有之。故张氏提出，郁证的治疗尤其应注意辨别疾病新久、虚实，各推其源而治之。定要求其本源，方能治之。

3. 选方

越鞠丸

组成：香附（童便浸）、苍术（泔浸，去粗皮，麻油炒）、抚芎（通便浸）各二两，山栀（姜汁炒黑）、神曲（炒香）各一两五钱。

用法：滴水为丸，绿豆大，每服百丸，白汤下，阴虚多火禁用。

主治：诸郁痞闷。

方义：越鞠者，若人鞠躬郁伏，忽尔其气发越也。香附理气郁，苍术开湿郁，抚芎调血郁，栀子治火郁，神曲消食郁，总以理气为主。若湿郁，加白术、茯苓；热郁，加青黛、黄连；痰郁，加半夏、海石；食郁，加枳实、山楂；血郁，加桃仁、肉桂；气郁，加木香、砂仁。此因病变通之大略也。(《张氏医通》)

4. 案例

易思兰治一妇，患浑身倦怠，呵欠口干。经月不食，强之不过数粒而已。有以血虚治之者，有以气弱治之者，有知为火而不知火之源者，用药杂乱，愈治愈病。至冬微瘥，次年夏间，诸病复作，肌消骨露，三焦脉洪大侵上，脾肺二脉微沉，余部皆平和，此肺火病也。以栀子仁、姜汁浸一宿，炒黑研极细末，用人参、麦冬、乌梅煎汤调下。进二服，即知饥喜食，旬日肢体充实如常。后因久病不孕，众皆以为血虚，而用参、芪之品，半月胸膈饱胀，饮食顿减，至三月余而经始通，下黑秽不堪，或行或止，不得通利，其苦万状。易复以四乌汤换生地，加陈皮、苏梗、黄芩、山栀、青皮、枳壳十数剂，一月内即有孕。(《张氏医通·诸气门上》)

按语：郁证多缘于志虑不伸，而气先受病，故越鞠、四七始立也。郁之既久，火邪耗血，岂苍术、香附辈能久服乎？是逍遥、归脾继而设也。然郁证多患于妇人，《内经》所谓二阳之病发心脾，及思想无穷，所愿不得，皆能致病。为证不一，或发热头痛者有之，喘嗽气乏者有之，经闭不调者有之，狂癫失志者有之，火炎失血者有之，骨蒸劳瘵者有之。治法总不离乎逍遥、归脾、左金、降气、乌沉七气等方，但当参究新久、虚实选用，加减出入可也。本例患者肺火病也，所谓金郁泄之。泄者，开发之也，当以疏散之剂涌而泄之。以栀子仁姜汁浸泻肺火，配合人参、麦冬、乌梅煎汤固益肺本，而如常。

十一、医案医话精选 🕊

（一）医案选

本节所列医案为第一至第十章所归纳病证以外之医案，也很好地体现了张璐的临床治疗大法和经验。现编者根据《张氏医通》的原体例加以选择评述。

1.《张氏医通·诸伤门》

【伤寒】

①国学郑墨林夫人，素有便红，怀妊七月，正肺气养胎时，而患冬温咳嗽，咽痛如刺，下血如崩，脉较平时反觉小弱而数，此热伤手太阴血分也。与黄连阿胶汤二剂，血止。后去黄连加葳蕤、桔梗、人中黄，四剂而安。

按语： 此证素有阴伤，虚火破血妄行，复又怀妊，加以冬温邪毒，而脉气不足，此时当以滋下清上，黄连阿胶汤最为对症，自当收功。

②同道王公峻子，于四月间患感冒，昏热喘胀，便秘，腹中雷鸣，服硝、黄不应，始图治于石顽。其脉气口弦滑而按之则扎，其腹胀满而按之则濡，此痰湿挟瘀，浊阴固闭之候，与黄龙汤去芒硝易桂、苓、半夏、木香。下瘀垢甚多，因宿有五更咳嗽，更以小剂异功加细辛调之。大抵腹中奔响之证，虽有内实当下，必无燥结，所以不用芒硝，而用木香、苓、半也。用人参者，借以资助胃气，行其药力，则大黄辈得以振破敌之功，非谓虚而兼补也。当知黄龙汤中用参，则硝、黄之力愈锐，用者不可不慎。

按语： 有内实，无燥结，承气尚不可用，而以黄龙汤化裁，对症。

③贰尹闵介眉甥媳，素禀气虚多痰，怀妊三月，因腊月举丧受寒，遂

恶寒不食，呕逆清血，腹痛下坠，脉得弦细如丝，按之欲绝。与生料干姜人参半夏丸二服，不应，更与附子理中，加苓、半、肉桂调理而康。门人问曰：尝闻桂、附、半夏，孕妇禁服，而此并行无碍，何也？曰：举世皆以黄芩、白术为安胎圣药，桂、附为陨胎峻剂，孰知反有安胎妙用哉！盖子气之安危，系乎母气之偏胜。若母气多火，得芩、连则安，得桂、附则危；母气多痰，得芩、半则安，得归、地则危；母气多寒，得桂、附则安，得芩、连则危。务在调其偏胜，适其寒温，世未有母气逆而胎得安者，亦未有母气安而胎反堕者。所以《金匮》有怀妊六七月，胎胀腹痛恶寒，少腹如扇用附子汤温其脏者。然认证不果，不得妄行是法，一有差误，祸不旋踵，非比芩、术之误，犹可延引时日也。

按语： 一曰，有病则病当之，又曰，驱邪即所以扶正。故用桂、附、半夏之剂，而能使胎安，正此之谓也。

④馆师吴百川子，年二十余，素有梦交之疾，十月间患伤寒，头疼足冷。医用发散消导，屡汗而昏热不除，反加喘逆。更一医，用麻黄重剂，头面大汗，喘促愈甚。或者以为邪热入里，主用芩、连；或者以为元气大虚，议用冬、地，争持未决，始求治于石顽。诊之六脉瞽瞽，按之欲绝，正阳欲脱亡之兆，急须参、附，庶可望其回阳。遂疏回阳返本汤，加童便以敛阳。一剂稍宁，三啜安卧。改用大剂独参汤加童便，调理数日，频与稀糜而安。

按语： 经曰：无虚虚，无实实，虚人外感，反用重剂剪外邪，故致危急，故张氏对症而扶正，药到病除。

⑤钱顺所素有内伤，因劳力感寒，发热头痛，医用表散药数服，胸膈痞闷不安，以大黄下之，痞闷益甚。更一医，用消克破气药过伤胃气，遂厥逆昏愦，势渐濒危，邀石顽诊之。六脉萦萦如蛛蛛丝。视其舌上，焦黑

燥涸异常。此热伤阴血，不急下之，真阴立槁，救无及矣。因以生地黄黄连汤，去黄芩、防风，加人中黄、麦门冬、酒大黄。另以生地黄一两酒浸捣汁和服，夜半下燥屎六七枚，天明复下一次，乃与生脉散二帖。以后竟不服药，日进糜粥调养。而大便数日不行，魄门迸迫如火，令用导法通之，更与异功散调理而安。

按语：此证正虚外感，故攻补并用，药随病转，患者安复。

⑥山阴令景昭侯弟介侯，辽东人。患时疫寒热不止，舌苔黄润，用大柴胡下之，烦闷神昏。杂进人参白虎、补中益气，热势转剧，频与芩、连、知母不应，因遣使兼程过吴，相邀石顽到署。诊之左脉弦数而劲，右脉再倍于左，而周身俱发红斑，唯中脘斑色皎白。时湖绍诸医群集，莫审胸前斑子独白之由，因谕之曰：良由过服苦寒之剂，中焦阳气失职，所以色白。法当通达其斑，兼通气化，无虑斑色不转也。遂用犀角、连翘、山栀、人中黄，昼夜兼进二服，二便齐行，而斑化热退，神清食进，起坐徐行矣。昭侯曦侯，同时俱染其气，并进葱白、香豉、人中黄、连翘、薄荷之类，皆随手而安。

按语："通达其斑，兼通气化"，通字点破天机，不可专事寒凉。

【火】

⑦石顽治太史张弘，蕴精气下脱，虚火上逆，怔忡失血证。诊其右关气口独显弦象，左尺稍嫌微数，余皆微细搏指，明系阴火内伏之象。诊后乃尊唯一详述病情。云自去冬劳心太过，精气滑脱，加以怵惕恐惧，怔忡惊悸不宁。都门之医，峻用人参、桂、附，至岁底稍可，交春复剧如前，遂乞假归吴。吴门诸医，咸效用参、附导火归源，固敛精气之药，略无一验。转觉委顿异常，稍稍用心，则心系牵引掣痛，痛连脊骨对心处。或时痛引膺胁，或时巅顶如掀，或时臂、股、手、足、指甲皆隐隐作痛。怔忡

之状，如碓杵，如牵绳，如簸物，如绷绢，如以竹击空，控引头中，如失脑髓之状，梦中尝自作文，觉时成篇可记，达旦倦怠睡去。便欲失精，精去则神魂如飞越之状。观其气色鲜泽，言谈亹亹，总属真元下脱，虚阳上扰之候。细推脉证，始先虽属阳气虚脱，而过饵辛温峻补之剂，致阳暴亢而反耗真阴。当此，急宜转关以救垂绝之阴，庶可挽回前过。为疏二方，煎用保元合四君，丸用六味合生脉。服及两月后，诸证稍平，但倦怠力微。因自检方书得补中益气汤为夏月当用之剂，于中加入桂、附二味，一吸即喉痛声中，复邀诊候，见其面颜精采，而声音忽喑，莫解其故，询之乃尊，知为升、柴、桂、附升动虚阳所致，即以前方倍生脉服之，半月后，声音渐复，日渐向安，但起居调摄，殊费周折。衣被过暖，便咽干痰结；稍凉则背微畏寒；或啜热饮，则周身大汗，怔忡走精。此皆宿昔过用桂、附，余热内伏而寻出路也。适有石门董载臣，谓其伏火未清，非芩、连不能解散。时值嘉平，不敢轻用苦寒。仲春载臣复至，坐俟进药，可保万全。服数剂，形神爽朗，是后坚心服之。至初夏，反觉精神散乱，气不收摄，乃尽出从前所服之方，就正于予。予谓桂、附阳药，火毒之性，力能上升，得参以濡之，故可久伏下焦，与龙潜水底不异。若究其源，唯滋肾丸一方，为之正治，但既经芩、连折之于上，岂堪复受知、柏侵伐于下乎？从头打算，自春徂夏，不离苦寒，苦先入心，必从火化，何敢兼用肉桂引动虚阳，发其潜伏之性哉？端本澄源，仍不出六味合生脉，经岁常服，不特壮水制阳，兼得金水相生之妙用，何惮桂、附之余毒不化耶！

按语：此为对真元下脱，虚阳上扰，而过用辛温峻补之治法，不可妄用温热，唯滋金水，壮水制阳，自可痊愈。

【伤饮食】

⑧石顽治幼科汪五符，夏月伤食，呕吐发热颅胀，自利黄水，遍体肌

肉扪之如刺。六脉模糊，指下寻之似有如无，足胫不温，自认阴寒而服五积散。一服其热愈炽，昏卧不省。第三日自利不止，而时常谵语，至夜尤甚。乃舅叶阳生以为伤暑，而与香薷饮，遂头面汗出如蒸，喘促不宁，足冷下逆。歙医程郊倩以其证大热而脉息模糊，按之殊不可得，以为阳欲脱亡之候，欲猛进人参、附子。云间沈明生以为阴证断无汗出如蒸之理，脉虽虚而证大热，当用人参白虎。争持未决，取证于石顽。诊其六脉虽皆涩弱模糊，而心下按之大痛，舌上灰刺如芒，乃食填中宫，不能鼓运其脉，往往多此，当与凉膈散下之。诸医正欲藉此脱手，听余用药，一下而神思大清，脉息顿起，当知伤食之脉，虽当气口滑盛，若屡伤不已，每致涩数模糊，乃脾不消运之兆也。此证设非下夺而与参、附助其壮热，顷刻立毙。可不详慎，而妄为施治乎？

按语：伤食之脉，误治而变，遮人耳目，非审证细察，明辨详思不可为也。

⑨又诊叶新宇停食感冒，而两寸关皆涩数模糊，两尺皆沉弦，而按之益坚。虽其人尚能行走，而脉少冲和，此必向有陈气在少腹。询之果患寒疝数年，因缓辞不便用药，是夜即腹暴满而逝。门人问曰：叶子偶抱小恙，何以知其必死而辞之？曰：凡人胃满则肠虚，肠满则胃虚，更实更虚，其气乃居。今胸有暇而腹有积，上下俱困，能保其不交攻为患乎？当知厥疝入腹，脚气冲心等疾，皆是阴邪搏结，郁积既久，则挟阴火之势而上升，若胸中阳气有权，则阴邪仍归阴位而止；今胸中先为宿食填塞，腹中陈气不逆则已，逆则上下俱满，正气无容身之地，往往有暴绝之虞，所以不便用药，实未知其即死也。故凡诊六部中病脉有不相应处，即当审其有无宿病，不可轻忽，以招诽谤也。

按语：此言不仅需明病，更需明新病，审旧病，知缓急取舍，或兼治之法。

2.《张氏医通·诸气门上》

【腹满】

石顽治太史钱宫声媳，去秋疟久大虚，饮食大减，经水不调，季冬略行一度，今春时发寒热，腹满不食，服宽胀利水药不应，拟进破血通经之剂，邀石顽相商。其脉左寸厥厥动摇，上关与两尺虽微弦，而重按久按，却滑实流利。唯右寸左关虚濡而数，寻之涩涩少力。此阴中伏阳之象，洵为胎脉无疑，良由中气虚乏，不能转运其胎，故尔作胀。前医曰：自结缡迄今，距十二载，从来未曾受孕，病后元气大虚，安有怀娠之理？石顽曰：向之不孕，必有其故，今病后余热留于血室，因而得妊，亦恒有之。细推病机，每粥食到口，辄欲作呕，唯向晚寒热之际，得热饮入胃，其寒热顿减，岂非胃气虚寒，水精不能四布，留积而为涎液，汪洋心下乎？俗名恶阻是也。其腹满便难之虚实，尤须明辨。《金匮》有云：趺阳脉微弦，法当腹满，不满必便难，乃虚寒从下上也，当以温药服之。况大便之后，每加胀急，以里气下通，浊阴乘机上扰，与得下暂时宽快迥殊。其治虽当安胎为主，但浊阴之气，非藉辛温不能开导其结。遂疏四君子汤，益入归、芍以收营血之散，稍借肉桂为浊阴之向导，使母气得温中健运之力，胎息无浊阴侵犯之虞。桂不伤胎，庞安常先有明试，余尝屡验之矣。服后寒热渐止，腹胀渐宽，饮食渐进，胎息亦渐形著而运动于脐上。仲夏，因起居不慎，而胎漏下血，前医犹认石瘕而进破积之方，乃明谕脉证，左寸动滑，断属干象，而与扶脾药得安。后产一子，举家称快。设不审而与通经破血，能保子母双全之庆乎？

按语： 此虚人受孕腹满之证，症现种种，苟非心细如丝，艺通精微，必酿悲祸，张氏一代名医，故能病除而复得喜。

3.《张氏医通·诸气门下》

【痰饮】

石顽治周又韬张使，本燕人，体肥痰盛，善肉善饭，而患痰鸣喘嗽数年。食伤恒发，则六脉迟滑，时见歇止，声如拽锯，遍地皆痰。每岁或一二发，或三五发，深秋初冬尤甚，遂用倒仓法，自言肢体皆轻，前证遂不复作。二年后因不禁牛肉，复发，然其势较前不过十一，是亦不慎口腹所致耳。

按语：肥人多痰，古有明训，又不知节饮食，故痰饮之证频发。此证治法种种，总不过节饮食、慎口腹为第一要义。

【喑】

石顽治西客王如嵩，触寒来苏，忽然喘逆声喑，咽喉疼肿。察其形体丰盛而饮啖如常，切其脉象浮软而按之益劲。此必寒包热邪，伤犯肺络也。进以麻杏甘石汤加半夏、细辛，大剂葳蕤，二服喘止声出，但呼吸尚有微疼，更与二陈、枳、桔、葳蕤之类调理而安。

按语：外寒内热，麻黄之类散寒，石膏之类清热。

4.《张氏医通·诸呕逆门》

【反胃】

石顽治汤伯干子，年及三旬，患呕吐经年，每食后半日许，吐出原物，全不秽腐。大便二三日一行，仍不燥结，渴不喜饮，小便时白时黄，屡用六君子、附子理中、六味丸，皆罔效，日滨于危，遂后延余诊之。其两关尺弦细而沉，两寸皆涩而大，此肾脏真阳大亏，不能温养脾土之故，遂以崔氏八味丸与之。或谓附子已经服过二枚，六味亦曾服过，恐八味亦未能克效也。余曰不然。此证本属肾虚，反以姜、附、白术伐其肾水，转耗真阴；至于六味，虽曰补肾，而阴药性滞，无阳则阴无以生，必于水中补火，斯为合法，服之，不终剂而愈。

按语：阴阳互生之理，此文解释明矣。

【胃脘痈】

石顽治谈仲安，体肥善饮，初夏患壮热呕逆，胸膈左畔隐痛，手不可拊，便溺涩数，舌上苔滑，食后痛呕稠痰，渐见血水，脉来涩涩不调，与凉膈散加石斛、连翘，下稠腻颇多，先是疡医作肺痈治不效。予曰：肺痈必咳嗽吐腥秽痰，此但呕不嗽，洵为胃病无疑。下后四五日复呕如前，再以小剂调之，三下而势甫平。后以保元、苓、橘平调二十日而痊。先时有李姓者患此，专以清热、豁痰、解毒为务，直至膈畔溃腐，脓水淋漓，缠绵匝月而毙，良因见机不早，直至败坏，悔无及矣。

按语：张氏肺胃之辨，远胜前医，识证而知病本，故可方药对证而见效。

5.《张氏医通·诸血门》

【臂痛】

石顽治礼科姜如农次媳，春初患发热头疼腹痛，咳逆无痰，十指皆紫黑而痛，或用发表顺气不效，延余诊之。脉来弦细而数，右大于左。曰：此怀抱不舒，肝火郁于脾土而发热，热蒸于肺故咳。因肺本燥，故无痰；脾受木克，故腹痛；阳气不得发越，故头疼。四肢为诸阳之本，阳气不行，气凝血滞，故十指疼紫。其脉弦者肝也，数者火也，细者火郁于血分也，遂以加味逍遥散加桂枝，于土中达木，三剂而诸证霍然，十指亦不疼紫矣。

按语：辨症辨脉，细于微毫，遣方用药，一丝不苟。

6.《张氏医通·痿痹门》

【百合】

石顽治内翰孟端士尊堂太夫人，因端士职任兰合，久疏定省，兼闻稍有违和，虚火不时上升，自汗不止，心神恍惚，欲食不能食，欲卧不能卧，口苦小便难，溺则洒淅头晕，自去岁迄今，历更诸医，每用一药，辄增一病。用白术则窒塞胀满；用橘皮则喘息怔忡；用远志则烦扰烘热；用木香则腹热咽干；用黄芪则迷闷不食；用枳壳则喘咳气乏；用门冬则小便不禁；用肉桂则颅胀咳逆；用补骨脂则后重燥结；用知、柏则小腹枯瘪；用芩、栀则脐下引急；用香薷则耳鸣目眩，时时欲人扶掖而走；用大黄则脐下筑筑，少腹愈觉收引，遂致畏药如蝎。唯日用人参钱许，入粥饮和服，聊藉支撑。交春虚火倍剧，火气一升则周身大汗，神气骏骏欲脱，唯倦极少寐，则汗不出而神思稍宁。觉后少顷，火气复升，汗亦随至，较之盗汗迥殊，直至仲春中浣，邀石顽诊之。其脉微数，而左尺与左寸倍于他部，气口按之，似有似无。诊后，款述从前所患，并用药转剧之由，曾遍询吴下诸名医，无一能识其为何病者。石顽曰：此本平时思虑伤脾，脾阴受困，而厥阳之火，尽归于心，扰其百脉致病，病名百合，此证唯仲景《金匮要略》言之甚详。本文原云：诸药不能治，所以每服一药，辄增一病，唯百合地黄汤为之专药。奈病久中气亏乏殆尽，复经药误而成坏病，姑先用生脉散加百合、茯神、龙齿以安其神，稍兼萸、连以折其势。数剂稍安，即令勿药，以养胃气，但令日用鲜百合煮汤服之，交秋天气下降，火气渐伏，可保无虞。迨后仲秋，端士请假归省，欣然勿药而康。后因劳心思虑，其火复有升动之意，或令服左金丸而安。嗣后稍觉火炎，即服前丸，第苦燥之性，苦先科心，兼之辛燥入肝，久服不无反从火化之虞，平治权衡之要，可不预为顾虑乎？

按语： 百合病，实为阴伤虚火所起，而致魄动神摇，幻出诸症种种，以百合为专药，随症化裁，不必拘泥仲景原方。

【脚气】

石顽治文学褚延嘉精脱气伤，喘汗蒸热如沐，六脉浮芤，按之乏力，势不得不从事温补，遂猛进黄芪建中，易桂心加人参，数帖而安。因有脚气痼疾，恒服肾气丸不彻，六七年来，宿患未除，坚恳石顽铲绝病根。乃汇取术附、桂附、芪附、参附等法，兼采八风散中菊花，鳖甲汤中鳖甲、贝齿、羚羊、犀角，风引汤中独活、防己，竹沥汤中姜汁、竹沥为丸，共裹祛风逐湿之功，服后必蒸蒸汗出，不终剂而数年之疾顿愈。非深达法存千金妙义，乌能及此？

按语： 非博通古今，大匠妙手，不能如此。

【挛】

石顽治包山劳俊卿，年高挛废，山中诸医用木瓜、独活、防己、豨莶、威灵仙之类，将半年余，乃致跬步不能动移；或令服八味丸，亦不应。诊其脉，尺中微浮而细，时当九夏，自膝至足，皆寒冷如从水中出，知为肾虚风雨所犯而成是疾，遂授安肾丸方，终剂而能步履，连服二料，终无痿弱之状矣。

按语： 疗疾必先识病，知其病由，方可对症处药。

7.《张氏医通·神志门》

【谵妄】

石顽治文学黄晥洁讳振藻，谵妄颠仆，数月以来，或六七日一发，或二三日一发，或一日二三发，发则大吐涎水血沫，或一日半日而苏，或二三时而苏，医祷不灵，近于邪祟，昼夜恒见亡婶仆妇，或时昏愦不省，或时妄言妄见，精气不时下脱，不能收摄。服二冬、二地、连、柏、金樱、石莲之属无算，反加作泻不食，后延石顽诊之。脉来寸盛尺微，前大后小，按之忽无，举之忽有，知为神气浮散之候。因与六君子加龙齿、菖蒲、远志，送养正丹，间续而进，前后共六七服，自后谵妄颠仆，绝不复发，邪祟亦不复见。唯梦泄为平时固疾，不能霍然，更与平补镇心丹，两月而安，其尊人及昆弟亲戚，咸谓金石之药，能镇鬼神，曷知从前谵妄，皆神气浮散之故，得养正镇摄之功，当无神魂飞越之患矣。因识此，以破杯影弓蛇之惑。

按语：此虚有盛候也，故养正镇摄，而能收功。

【惊】

石顽治河南督学汪缄庵媳，产后病虚无气，洒洒然如惊，常时咳青黑结痰，欲咳则心中佫佫大动，咳则浑身麻木，心神不知所之，偶闻一声响，则头面哄热微汗，神魂如飞越状，专事妇科者屡用补养心血之剂罔效，虚赢转剧，邀石顽诊之。脉浮微弦而芤，独左寸厥厥动摇，此必胎前先伤风热，坐草时进力过甚，痰血随气上逆，冲过膈膜而流入心包也。朝用异功散加童便煅淬蛤粉，以清理痰气，夕用大剂独参汤下来复丹，以搜涤瘀积，盖痰在膈膜之上，非焰硝无以透之，血在膈膜之上，非五灵无以浚之，然非藉人参相反之性，不能激之使出也。服数日，神识渐宁，形神渐旺，改用归脾汤加龙齿、沉香，调理而康。

按语：虚实挟杂，所以扶正驱邪并用也。

又治吴昭如室，年壮体丰，而素有呕血腹胀脾约便难之恙，两遭回禄，忧恚频承。近于失血之后，忽然神气愦乱，口噤目瞪，乃尊周渭文秉烛相邀，诊其气口数盛而促，人迎弦大而芤，形神不能自主，似有撮空之状，渭老以为证犯条款，不出五日当毙，予谓不然。若是撮空，必然手势散漫，今粘著衣被，尽力扯摘，定为挟惊挟怒无疑。爪者筋之余，非惊怒而何？况脉来见促，当是痰气中结，殊非代脉之比。询其病因，惊怒俱有，遂勒一方，用钩藤钩一两，煎成入竹沥半盏，姜汁五匕，连夜制服，明日复延往候，云服药后，即得安寐。六脉亦已稍平，但促未退，仍用前方减半，调牛黄末一分，其夕大解三度，共去结粪五六十杖，腹胀顿减，脉静人安，稀糜渐进，数日之间，平复如常。

按语：此为实热之证，故以双钩藤、竹沥、姜汁急以定惊豁痰，再以牛黄清心，复通肠府，结粪一去，病失人安。

【悸】

石顽治老僧悟庵，心悸善恐，遍服补养心血之药，不应。天王补心丹服过数斤，悸恐转增，面目四肢，微有浮肿之状，乃求治于石顽。察其形，肥白不坚；诊其脉，濡弱而滑。此气虚痰饮侵渍于膈上也，遂以导痰汤稍加参、桂通其阳气，数服而悸恐悉除，更以六君子加桂，水泛作丸，调补中气而安。

按语：察形、诊脉，色脉合参，不可偏废。

8.《张氏医通·大小腑门》

【小便不禁】

①石顽治吴兴闵少江，年高体丰，患胞痹一十三年，历治罔效。一日偶述其证于张涵高，涵高曰：此病隐曲难明，非请正于石顽张子，不能测识也。少江素忝交知，因是延余，备陈所患。凡遇劳心嗔恚，或饮食失宜，则小便频数，滴沥涩痛不已，至夜略得交睫，尿即渗漉而遗，觉则阻滞如前。十三年来，服人参、鹿茸、紫河车无算，然皆平稳无碍，独犯牡丹、白术，即胀痛不禁，五犯五剧，究竟此属何疾？余曰：病名胞痹，唯见之于《内经》，其他方书不载，是以医不加察，并未闻其病名。此皆膏粱积热于上，作强伤精于下，湿热乘虚，结聚于膀胱之内胞也。《素问》云：胞痹者，小腹膀胱按之内痛，若沃以汤，涩于小便，上为清涕。详此节经文，则知膀胱虚滞，不能上吸肺气，肺气不清，不能下通水道，所以涩滞不利，

得汤热之助，则小便涩涩微通；其气循经蒸发，肺气暂开，则清涕得以上泄也。因举肾沥汤方，服之其效颇捷。但原其不得宁寝，寝则遗尿，知肝虚火扰，而致魂梦不宁，疏泄失职，所以服牡丹疏肝之药则胀者，不胜其气之窜，以击动阴火也；服白术补脾之药亦胀者，不胜其味之浊，以壅滞湿热也；服人参、鹿茸、河车温补之药，平稳无碍者，虚能受热，但补而不切于治也。更拟加减桑螵蛸散，用羊肾汤泛丸服，庶有合于病情。然八秩年高，犹恃体丰，不远房室，药虽中窾，难保前证不复也。

按语： 不熟读经文，此证必不能识不能愈也，不精本草，怎可知何药有益、有害或无益亦无害也。

②又治徽友黄元吉，年六十余，因丧明蓄妾，而患小便淋涩。春间因颠仆昏愦遗尿，此后进不时遗尿，或发或止。至一阳后，其证大剧，昼日苦于尿涩不通，非坐于热汤，则涓滴不出，交睫便遗之不禁，因求治于石顽。其脉或时虚大，或时细数，而左关尺必显弦象，此肾气大亏，而为下脱之兆也，乃与地黄饮子数服，尿涩稍可，遗亦少间，后与八味丸去丹皮、泽泻，加鹿茸、五味、巴戟、远志，调理而痊。

按语： 肾虚而淋，非实也，大补肾元故愈。

③又治陕客亢仁轩，年壮色苍，体丰善啖，患胞痹十余年，诸省名医，俱药之不应，亦未有识其病名者，癸丑夏，泊吴求治。其脉软大而涩涩不调，不时蹲踞于地，以手揉其茎囊则溲从谷道点滴而渗，必以热汤沃之始得稍通，寐则有时而遗。其最苦者，中有结块如橘核之状，外裹红丝，内包黄水，杂于脂腻之中，与向所治高参议田孟先无异。此因恣饮不禁，酒湿乘虚袭人髓窍，故有是患，因令坚戒烟草火酒，湿面椒蒜，糟醋鸡豕，炙煿等味，与半夏、茯苓、猪苓、泽泻、萆薢、犀角、竹茹作汤，四剂不应省其故，以西北人惯食等味，不能戒口，所以不效。乃令其坚守勿犯，

方与调治，仍用前药四剂，势减二三，次与肾沥汤加萆薢数服，水道遂通，溲亦不痛，但觉食不甘美，后以补中益气加车前、木通，调之而安。此与高参议田孟先证虽同而治稍异，高则因远游，恣乐妓馆致病，故用肾沥汤、加减八味丸收功；因由阴虚多火，故用肾沥汤、生脉散合六味丸收功，若萆薢分清渗水伤精之味，成为切禁。此则肥盛多湿，故先与清胃豁痰之药，然后理肾调脾，为治不得不异耳。

按语： 醇酒厚味，多有此证，以过食必生灾也，当知饮食之戒。

④又治御前侍卫金汉光，年逾花甲，初夏误饮新酒致病，前有淋沥涩痛，后有四痔肿突。此阴虚热陷膀胱也，先与导赤散，次进补中益气，势渐向安，唯庭孔涩痛未除，或令服益元散三服，遂致遗尿不能自主。投剂不应，直至新秋，脉渐软弱，因采肾沥之义，以羖羊肾制补骨脂，羊脬制菟丝子，浓煎桑根皮汁制螵蛸，甫进三日，得终夜安寝，涓滴靡遗矣。

按语： 导赤先去邪热，补中复其虚元，再以形补形助涩肾之药，年虽高而能痊愈也。

9.《张氏医通·疮疡门》

【不能食】

石顽治孝廉徐侯斋尊阃，不得寐，不能食，心神恍惚，四肢微寒，手心热汗，至晚则喉间热结有痰，两耳时如充塞，遍服安神清火药罔效，邀石顽诊之。六脉萦萦如蜘蛛丝，而微显弦数之象。此中气久郁不舒，虚火上炎之候也。盖缘侯斋索居涧上，自鼎革三十年来，茧足杜门，产饘粥不继，乃阃克相夫志，力竭神劳所致。本当用归脾汤以补心脾之虚，奈素有虚痰阴火，不胜芪、圆之滞，木香之燥，遂以五味异功，略加归、芍、肉桂以和其阴，导其火，不数服而食进寝宁，诸证释然矣。

按语： 神劳伤心脾，又素有虚痰阴火，两厢顾忌，折中而治方可。

【虫】

金太傅孙古修，误服伏火丹砂，中毒，恳治于石顽。察其本元素亏，近因虚火上炎，舌下肿胀，延及两颐，医用苦寒清热太过，神思不宁，药中每服加丹砂五钱。甫进一剂，觉胸中有物触者数次，次早请政于医，复出丹砂视之，色黑而晦，丹炉中伏火砂也。医令易砂，更服四剂，昼夜烦躁不宁，背时洒淅恶寒，头面烘热大汗，胫膝逆冷如冰，忽忽气逆欲绝，医目瞪无措，乃延石顽诊之。六脉涩数模糊，次验唇舌，俱色如污泥，而肿厚湿滑。若系热极似阴，必无湿滑之理；若系寒犯三阴，必无反厚之理，唯酒食内蕴，霉酱色现有之。审其二便调适，胸腹柔和，决无实停胃府之理。证虽危疑，而恳致最切，以脉合证，洵为阴受热郁，今所最急者，恐其喘汗欲脱，不获已以生脉、六味合剂，庶几金水相生以救肺肾之垂绝。进一服，神思稍安，自汗稍敛，再一服人事稍知，稀糜稍进，方能略述从前所患之病，出从前所用方，犹未言及伏火砂也。见其舌沿稍转微红，而气微足冷如故，于前方中益入桂心五分、五味数粒，服后足稍温和，气稍接续，语稍有次，方详述伏火丹砂之误。因以前方减去地黄、桂心、五味，易入枣仁、秋石、人中黄，专解丹砂之毒，三服舌转微红，虽未鲜洁，而伏毒渐解。缘两尺弦细，乃去人中黄，仍用地黄以填补下元，数日之间，或去人中黄而用地黄，或去地黄而用人中黄，随脉证而更迭出入，二味不兼用者，恐人中黄味甘恋膈，载地黄之腻，不能速达下焦也。下元虽亏，调补药中，宁用鹿茸、河车，不敢用桂、附者，虑其鼓舞丹砂之余烈也。

按语：唇舌之象，非常理可解，原由药毒之故，欲治其病，必先知中何药之毒方可。

10.《张氏医通·妇人门上》

【泄泻】

石顽治一薛姓妇，每遇经行，必先作泻二三日。其脉左手关尺弦细如丝，右手关上小驶而滑，服姜、桂、萸、附，则大渴腹痛，泄泻转剧；服苓、泽、车前之属，则目暗如盲。此肝血虚寒，而脾胃有伏火也。俟经将行作泻时，朝用理中加黄连，作汤服五六剂，暮与加减八味加紫石英，作丸常服，不终剂而数年之疾顿除。

按语：经行腹泻，虚实寒热兼杂，热之不可，寒之亦不可，必寒热之药互引，中下二焦之药分服，则病可调也。

【半产】

石顽治一妇，怀孕六月，因丧子悲哭动胎，医用黄芩、白术辈安胎药二服不应，改用枳壳、香附、紫苏、砂仁理气，一服胎遂上逼心下，胀闷喘急，口鼻出血，第三日午后来请石顽，薄暮往诊。其脉急疾如狂风骤雨，十余至则不至，顷之复至如前，因谕之曰，此孕本非好胎，安之无益，不若去之，以存母命。因思此胎，必感震气所结，震属木，唯金可制，令以铁斧烈火烧红，醋淬，乘热调芒硝末一两灌之。明日复来请云，夜半果下异胎，下后脉息微和，神思恍惚，所去恶露甚多，又与安神调血之剂，数服而安。

按语：此载张氏以其脉非常而识非常之胎。

（二）医话选

1.治风痹者

《千金》述岐伯中风大法有四，方治颇繁，今每例采一专方，为逐证之纲旨。如偏枯用八风续命汤，风痱用竹沥饮子，风懿用独活汤，风痹用附子散。此大略宗兆，余方不能具载。《千金》所谓变动枝叶，各依端绪以取之。端绪愈纷，则探求愈惑，圆机之士谅不能固守成则也。

按语：列举大法，而各依端绪，以妙手随症化裁，正是教人学以规矩而不泥于规矩之理。

2. 治不治诸证

①中风一门，为杂证开卷首义。其分经络，定腑脏，与伤寒无异，非精达南阳至理，难以语此。如西北为真中风，东南为类中风，又为诸病开一辨别方宜大纲，而伤寒主治，虽无一不具，未当昭揭其旨也。夫水土之刚柔，非特指中风而言，当知西北为真中风一语，原是因东南水土孱弱，虽有卒倒昏迷，皆是元气疏豁，为虚风所袭，不可峻用祛风猛剂而设。其西北为真中风一语，原是对待东南类中而言，以其风气刚暴，得以直犯无禁，则有卒然倒仆之患，未当言西北之人，绝无真气之虚而中之者。《内经》明言阳之气，以天地之疾风名之，即此一语，可证风从内发。但以西北资禀刚暴，风火素盛，加以外风猛厉易袭，所以西北中风较之东南倍剧也。余尝究心斯道，五十年来，历诊西北之人，中风不少，验其喑痱遗溺，讵非下元之惫，而从事地黄饮、三生饮等治乎？喎僻不遂，讵非血脉之发，而从事建中、十全等治乎？东南类中，岂无六经形证见于外，便溺阻隔见于内，即从事续命、三化等治乎？若通圣、愈风，即西北真中，曾未一试也。读古人书，须要究其纲旨，以意逆之，是谓得之。若胶执其语，反成窒碍，岂先哲立言之过欤？

按语：医者，意也。列举中风一证，而示辨证真谛，格物致知，最须灵活，不可拘泥。

②中风之脉，皆真气内亏，风邪得以斩关直入。即南方类中卒倒，虽当分属虚、属火、属痰，总由肾气衰微，不能主持，是以脉不能沉，随虚风鼓激而见浮缓之象。昔人有云：中风之脉，每见沉伏，亦有脉随气奔指

下洪盛者。当知中风之人，皆体肥痰盛，外似有余，中实不足，加以房室内贼，遂致卒倒昏迷。其初中之时，周身之气，闭滞不行，故多沉伏；少顷气还微省，则脉随气奔而见洪盛，皆风火痰湿用事也。大都中风之脉，浮小缓弱者生，坚大急疾者危。盖浮缓为中风之本脉，兼紧则多表邪，兼大则多气虚，兼迟则多虚寒，兼数则多虚热，兼滑则多痰湿，皆为可治之脉，唯兼涩者，为脉不应病，多为危兆。以痰证脉涩，为正气虚衰，经络闭滞，难于搜涤也。所以中风之脉，最忌伏涩不调，尤忌坚大急疾。《素问》云："胃脉沉鼓涩，胃外鼓大，心脉小坚急，皆鬲，偏枯，男子发左，女子发右，不喑，舌转可治。"则知坚急涩伏，皆难治之脉，况见声喑舌机不转，肾气内衰之证乎？

按语：此详明中风一证，与真元盛衰紧密关联，而其预后，又系于其脉证能否呼应。

3. 治湿热

①昔人有云，湿热一证，古所未详，至丹溪始大发其奥，故后世得以宗之。殊不知其悉从东垣痹证诸方悟出，然其所论，皆治标之法，绝无治本之方。及读仲景书至痞论中，则湿热治本之方具在。盖伤寒误下，则有痞满之变，然亦有不经攻下而痞者，皆由痰气逆满之故。故仲景特立泻心汤诸法，正以祛逆上之湿热也。湿热证类最多，如鼓胀水肿，呕逆吞酸，黄瘅滞下，腰腿重痛，脚气痹著等候，悉属湿热为患，然皆别有所致而然，咸非湿热之本病也。尝见苍黑肥盛之人及酒客辈，皆素多湿热，其在无病之时，即宜常服调气利湿之剂，如六君子加黄连、沉香、泽泻之类，夏秋则清燥汤，春夏则春泽汤加姜汁、竹沥，使之日渐消弭，此谓不治已病治未病也。及乎五旬内外，气血向衰，渐至食少体倦，或胸腹痞满，或肢体烦疼，或不时举发，或偶有所触而发，忽然胸高喘胀，烦闷呕逆，甚至上

下不通者，须乘初起元气未衰，急投控涎丹十余粒，不下，少顷再服。当此危急之时，不下必死，下之庶或可生。此系专攻湿热痰涎之药，不可与硝、黄辈同视也。世医舍此而用香燥之剂，未有不相引丧亡而已，以与身偕老之固疾，因元气衰惫而骤然僭发，已为九死之候，更兼误治，必无生理。慎勿复药，自贻其咎也。又有素禀湿热而挟阴虚者，在膏粱辈，每多患此，以其平时娇养，未惯驰驱，稍有忧劳，或纵恣酒色，或暑湿气交，即虚火挟痰饮上升。轻则胸胁痞满，四肢乏力；重则周身疼重，痰嗽喘逆。亦有血溢便秘，面赤足寒者，甚则痿厥瘫废不起矣。大抵体肥痰盛之人，则外盛中空，加以阴虚，则上实下虚，所以少壮犯此最多，较之中年以后触发者更剧，而治又与寻常湿热迥殊。若用风药胜湿，虚火易于僭上；淡渗利水，阴津易于脱亡；专于燥湿，必致真阴耗竭；纯用滋阴，反助痰湿上壅。务使润燥合宜，刚柔协济，始克有赖，如清燥汤、虎潜丸等方，皆为合剂。复有阴阳两虚，真元下衰，湿热上盛者，若乘于内，则不时喘满眩晕；溢外，则肢体疼重麻瞀。见此即当从下真寒上假热例治之，否则防有类中之虞。即如痰厥昏仆，舌强语涩，或口角流涎，或口眼㖞斜，或半肢倾废，非内热招风之患乎？历观昔人治法，唯守真地黄饮子多加竹沥、姜汁，送下黑锡丹，差堪对证，服后半日许，乘其气息稍平，急进大剂人参，入竹沥、姜汁、童便，晬时中，分三次服之。喘满多汗者，生脉散以收摄之。若过此时，药力不逮，火气复升，补气之药，又难突入重围矣。服后元气稍充，喘息稍定，更以济生肾气丸杂以黑锡丹一分，缓图收功可也。至于但属阳虚，而阴不亏者，断无是理；虽有邪湿干之，亦随寒化，不能为热也，即使更感客邪，自有仲景风、湿、寒、湿治法可推，不似阴虚湿热之动辄掣腕也。其湿热挟外感诸例，另详《绪论》本条。

按语：论湿热治法之源流，上至仲景，下及诸家，唯对丹溪治湿热，

194

只标无本之论，恐略失偏颇。

②湿脉自缓，得风以播之，则兼浮缓，寒以束之，则兼沉细，此皆外伤于湿之诊也。若湿中三阴，则脉有沉缓、沉细、微缓之分，治有术附、姜附、桂附之异。盖沉缓、沉细，为太少二阴寒湿之本脉，人所易明，独厥阴脉见微缓，世所共昧，今特申之。夫厥阴为风木之脏，内藏生阳，虽有湿著，风气内胜，鼓激其邪，流薄于经络之中，所以脉不能沉，而见阳浮阴缓之象，是知微缓，亦厥阴受邪之本脉。观仲景厥阴例中，可以类推。至于湿袭经中，得人身浊气，酝酿而为湿热，则脉多软大。若浮取软大，而按之滑者，湿并在胃之痰也；浮取软大，而按之涩者，湿伤营经之血也。湿寒、湿热之辨，大略不出乎此。

按语：湿寒湿热，内湿外湿，复列厥阴之湿，详加阐明，可为后法。

4. 治燥

夫燥有脏腑之燥，有血脉之燥。燥在上必乘肺经，故上逆而咳，宜千金五味子汤；若外内合邪者，千金麦门冬汤。风热心烦，脾胃热壅，食不下者，千金地黄煎。积热烦渴，日晡转剧，喘咳面青，能食便秘者，生地黄煎主之。燥于下，必乘大肠，故大便燥结，然须分邪实、津耗、血枯三者为治。邪实则大烦渴，躁闷腹胀，通幽汤、润燥汤、清凉饮、四顺清凉饮、麻仁丸。大肠风秘血燥，润肠丸加郁李仁、防风，名润燥丸，润而下之。能食热盛，可用猪胆导法。津耗者，屡欲便而不可得，圊欲了而不了，便出仍是大块，异功散加二冬、沉香，用麻仁擂水煎服。兼嚼苏子、胡麻之类，外用蜜煎导，或削陈酱瓜导之亦佳。血枯者，呕逆食不下，大便日渐燥结如栗，生料六味丸去山萸，加生何首乌、当归煎服；或生料六味丸加肉苁蓉，桃仁擂水煎服，兼食人乳酥蜜之类。但苁蓉咸腐，服之每令呕吐，不可不知。老人气血俱耗竭者，固本丸作膏服。若至呕逆不食，便如羊矢，不可治矣。燥在血脉，多见风证，木无所畏也。燥本火气之余，故以滋燥养营汤治外，大补地黄汤治内，润燥养阴为第一义。火热亢甚，津液耗竭，不能荣养百骸，手足痿弱，不能收持，反似痹湿之证，养阴药中，必加黄柏以坚之，如虎潜丸之类；若误作风治则殆矣。

按语： 燥之一证，总以伤津耗液为根本，不论燥伤何脏，总以润为主法，再随他症而治之，可无遗也。

5. 治火

按脉法云，浮而洪大为虚火，沉而实大为实火，其说似是而实纰缪。火性燔烈，抑之则空，虽有虚实之分，绝无沉实之脉。详《内经》二火、五火之说，无不本诸三焦。三焦配合心主，代心司化育之令，即谓之君；而命门独操其权，故谓之相。若相火妄临五位，则为五志之火，其实一气之亢，初无彼此，但以洪盛满指者为实火，或炎膈上，即为心肺之火；或迫中宫，即为脾胃之火；或结下焦，即为小肠膀胱之火。分其部位以推之，随其微甚而调之。若弦细而数，按之益坚，为少火气衰，而见肝肾真脉，非火使然。夫下焦之火，龙火也，水盛则蛰藏不见。其脉自平，今弦细且数，乃冰雪阴凌之象，虚劳见此，最为剧候。或反虚大数疾，为食气之火耗竭真阴，虚阳飞越之兆。久病得此，百不一生。唯暴脱元气者，犹可峻补以敛固之。大抵火证之脉，但有虚大，按之必空，断无实大之理。其火郁中焦，恶寒战栗，则有六脉小匿者，此火气郁伏灰烬，不得发光舒焰，反兼寒水胜己之化矣。热结胃口，咳吐结痰，亦有寸口滑实者；热遗下焦，淋浊溺痛，多有尺内洪滑者，皆胃中湿浊上逆下渗之候，终与火无预也。当知火盛之脉，浮取虽洪盛滑疾，中按则软阔不坚，重按则豁然中空，寻之脉见指傍，举指涩涩然如轻刀刮竹之状，方是无形之火象。若中宫有物阻碍，则关上屈曲而出；膈上有痰凝滞，则寸口屈曲而上，总谓之钩，如无阻碍，则无屈曲之象矣。若洪盛而中按、重按益实，指下累累如循贯珠薏苡子状者，皆有形之湿热，蕴积于经脉之中，不当于火门求治也。

按语： 对火之论解，兼及与火相似之证，一目了然。

6. 治虚损

《金匮》云，男子平人脉大为劳，极虚亦为劳，脉浮者，里虚也。脉虚浮弦为短气，目瞑衄血。脉大者，春夏剧，秋冬瘥。男子脉浮弱而涩者，为无子，精气清冷；虚弱微细者，善盗汗出。脉沉小迟者，溏泄，食不化。脉虚芤迟及诸芤动微紧，男子失精，女子梦交。紧数之脉，表里俱虚，紧为寒伤营，数为血不足。脉见短数，则无胃气，细数紧数，俱非吉祥。脉洪大按之虚者，须防作泻。凡见数脉难治，病久脉数，尤非所宜。脉忽浮涩而数，忽沉弱而缓，变易不常，虚火之故也。虚损转潮热泄泻，脉短数者不治。虚损脉浮大者，属阳虚；细数者，属阴虚；芤为失血；若两手俱芤，而中有一部独弦者，为有瘀蓄未尽，当散瘀为先，不可骤补。若见数大者，为火旺，必难治；若见涩脉来至者，亦不可治也。弦数为骨蒸，自上而下者，必寸口浮数；自下而上者，必尺中弦急。若关尺俱弦细而急，如循弦缕者不治。又尺中弦强者，必因房室发热，加之误服寒凉，故脉如是。然虚损之人，虽远房室，其尺脉之弦强，必不能便软，若更犯房室，明日反和，此阴阳得交，故尔暂软，后日诊之，其弦强必愈甚，诊察之际，不可不辨也。

按语： 论虚之证，仲景《金匮·虚劳病》最详，可为宗法，故张氏引其文而述，不失偏颇。

7. 治恶寒

凡病但恶寒而不发热者，多属火郁之证，举世一以阳虚为治，误人多矣。如墅关谢君宣之病，七月间寒热如疟，因服芩、知、石膏辈，稍间数日。后因小便，精大泄，遂脑痛如破，恶寒振振欲擗地。医用八味、六君，三倍参、附而寒不除，继用大建中，每服人参五钱，熟附二钱，其寒益甚。春王人日，始延治于余。诊之脉仅三至，弦小而两寸俱伏，但举指忽觉流利。审其证，虽五袭重裘，大畏隙风如箭而不喜近火，恶寒虽剧而忽重忽轻，口鼻气息全冷而胸中时觉上冲，小腹气满而块垒如石，大便坚硬而欲了不了，小便短数而时白时黄，阳道虽痿而缓纵不收，气色虽憔悴而不晦暗。此证起先本属阳虚，因加用参、附阳药过多，壮火不能化阴，遂郁伏土中，反致真阴耗竭，是以二便艰涩，所谓阴虚自致泉竭也，法当升发其阳。先与火郁汤六服，继进升阳散火、补中益气，而恶寒微除，重裘渐解，肢体微汗，口鼻气温，脉复五至，二便调适，小便微和，阳亦渐举。嗣后令服六味丸、生脉散、异功散，调理而康。

按语：实证似虚，热极如寒，故众人不能明辨，而致疾者屡遭误治，而张氏独独能识之，名医也。若此证果为寒症，其小便又岂能短数而时白时黄，足可见察证需详之重要。

8. 治疟

经言：夏暑汗不出者，秋成痎疟。此论固是，然其轻重之殊，今昔迥异，良由天运使然，以北方风气运行于南故也。夫疟疾一证，向来淮泗以北最剧，大江以南甚轻。康熙壬子，吾吴患此者，比户皆然。自夏徂秋，日盛一日，其势不减淮北。证皆痞满呕逆，甚则昏热呓语。脉多浑浑，不显弦象，亦有关尺微弦者，但其热至晨必减，不似热病之昼夜不分也。时医不察，混以伤寒目之，因而误药致毙者，日以继踵。原其寒热之机，又与往岁不同。有一日连发二三次者，有晨昏寒热再见者，有连发数日，中间二三日复发如前者，有先热后寒者，有独寒无热者，有独热无寒者，有今日但寒明日但热者。证虽变易无常，总不越和营散邪等法，但须分虚实寒热轻重治之。历观用劫剂及祝由之法者十无一验，间有寒热止而昏热不休者，又须随所禀形气之偏胜，病气之盛衰而为调适，全在机用灵活，不可专守成则。而举世治疟，必先禁止饮食，概用疏风发散，兼消克痰食宽膈破气之剂，消克不已，继进硝黄，胃气愈伤，浊邪愈逆，正气何由得行而振祛邪之力乎？余治久疟坏证，每令续进稠饮，继与稀糜，使胃气输运，可行药力，然后施治。如此挽回者，未遑枚举。更有愈而复发，发而复愈，愈而又发者，又须推原所发之由而为清理，若常山、草果、槟榔、厚朴、枳壳、青皮、石膏、知母等伤犯中州之药，咸非所宜。逮至仲秋以后，不特白虎当禁，纵不犯石膏、知母，邪气骎骎内陷而变肠澼者甚多。有先疟后痢者，有疟痢齐发者，当遍考昔人治例，唯补中益气一方，虽未能尽合肯綮，然一隅之举，余可类推。庸师不审，但守通因通用之法，致成夭札者多矣。

按语：治疟之法，古方颇多，仲景亦详述之。然纵方再多，亦须人之机变，不可拘泥，张氏所论如是，学者更需学其意。若仲秋以后，或因五运异常而果有白虎之证，白虎亦可用之也。

9. 治气

举世皆言气无补法，《局方》《三因》七气、四磨、六磨等方，其中俱用人参，能无助气为患乎？古人立方用参，非尽为补而设也。如《局方》七气，原以肉桂、半夏为主，而借人参引入气分以散气，岂用补之谓耶？其《三因》七气，纯是辛散，即用一味人参，但可随诸药建行气之功，不致伤气足矣，何暇遑其补性乎？至于四磨、六磨，不过赖以资应敌之需，尚恐不及，安能望其补益哉？

按语：人参补气，而气无补法，实不过不以参为君而已，方有君臣佐使，若以人参或臣或佐或使，随症而往，有何不可？

10. 治郁

郁证多缘于志虑不伸，而气先受病，故越鞠、四七始立也。郁之既久，火邪耗血，岂苍术、香附辈能久服乎，是逍遥、归脾继而设也。然郁证多患于妇人，《内经》所谓二阳之病发心脾，及思想无穷，所愿不得，皆能致病。为证不一，或发热头痛者有之，喘嗽气乏者有之，经闭不调者有之，狂癫失志者有之，火炎失血者有之，骨蒸劳瘵者有之，蛊疸生虫者有之。治法总不离乎逍遥、归脾、左金、降气、乌沉七气等方，但当参究新久、虚实选用，加减出入可也。

按语：初病多实，久病夹虚，故实用越鞠、四七，而后当参究新久、虚实选用逍遥、归脾、左金、降气、乌沉七气等方，可无过也。

11. 治咳嗽

经云：劳风法在肺下，其为病也，使人强上冥视，唾出若涕，恶风而振寒，此为劳风之病。治之以救俯仰，巨阳引，句精者三日，中年者五日，不精者七日。咳出青黄涕，其状如脓，大如弹丸，从口中若鼻中出，不出则伤肺，伤肺则死也。此段奥义，从无正释，今特明之。夫人劳力则肺气胀满，腧穴大开而汗泄，斯时感冒，风邪乘其腧穴之开，直入肺下，少顷腧穴仍闭，其邪有入无出，郁闭不通，而生痰聚饮，流入膺、胸、肩、背、经络、窍遂之中，故使人强上冥视。强上者，身半以上为风所中，而胸背强戾，但可仰卧而不能俯，非若肾风之不能正偃也。冥视者，邪害空窍，所以目睛反戾，半开不动，不能视物也。唾出若涕者，痰饮上溢之征也。恶风振寒者，肺气受困，木邪反肆为虐也。风寒之邪，必由巨阳而寻出路，今邪在肺下，逼近胃口，既不能从表而解，又非实热燥结，可攻下而除，势必借资膀胱阳气，上吸胸中，使阴噎郁闭之邪，庶得从上解散。本乎天者亲上，故涕从口鼻而出。其色青黄，其状如脓者，风邪挟肝胆而乘脾胃之候也。大如弹丸者，乃久已支塞肺窍之结痰，见邪蓄之盛也，设不急治，则伤肺而死矣。故治此证者，当急使巨阳之上引，则肺气清肃下行，而风邪痰涕方得上出，胸中既空洞无余，自然俯仰无碍矣。又须知此证邪气入深，即使治得其当，虽精壮之人，亦必服药三日，始得见效。若治中年者及不精壮者，更须五日七日为期。设遇羸者困惫之人，胃气寝衰，不能行其药力，何能计日取效哉！治此者，唯《金匮》桂苓五味甘草汤加姜汁、竹沥，差堪对证。盖桂枝上散肺下邪风，下通膀胱阳气；茯苓先升后降，专祛肺下浊饮；五味约束桂枝辛散，使津液不随气外泄，而为巨阳之向导；甘草之甘缓，使三味缓留膈上，共成匡济之功。若痰逆势甚者，又当用桂枝二越婢一汤、小青龙加石膏汤。禀气素虚者，炙甘草汤。皆为合剂，奈何守真宣明论，特举苈枳丸专治此证，未审何所见而云然，是予不敢附会也。凡咳嗽，饮水一二口而暂止者，热嗽也；呷热汤而暂停者，冷嗽也。治热嗽，以小柴胡汤加桔梗；冷嗽，理中汤加五味。

按语： 经曰：五脏六腑皆令人咳，非独肺也。然咳终不离肺，故治肺之要，总需详求病因，知何脏主因，分虚实，定寒热，或独治肺，或肺与他脏共治，则其愈可速也。

12. 治肺痈

肺痈危证，乘初起时，极力攻之，庶可救疗。《金匮》特立二方，各有主见。如患人平昔善饮嗜啖，痰湿渐渍于肺，宜皂荚丸；肥盛喘满多痰，宜葶苈大枣泻肺汤。《千金》补所不足，复立桂枝去芍药加皂荚汤以治风寒客邪感触发热之证，苇茎汤以治心脾过劳，肺气不化，水道不利之疾，功效最速。宋人又有十六味桔梗汤，虽未尽善，亦可以备诸治之采用。若畏其峻，而守王道之方，真养痈以待毙耳，明眼者辨治宜早也。

按语： 肺痈为紧急之证，若不及时对症施治，必肺腐而毙，故需急以驱邪攻毒为要，岂可徒守王道之方以养邪乎！

13. 治呕吐哕

　　夫病有不见经论之异证，则其治亦必有不由绳墨之异法……胃气阻逆，谷神得不困惫乎？其血肉可啖者，正赖脂膏，以攸利脏腑之气，然脏腑之气，非谷不安，而安谷全赖乎血。血者，神气也，故取善消谷气之血，乘其生气未离，是可直透关钥引领宿积之瘀，一涌而胸次荡然，虽属寻常食品，而凉利五脏之功，洵不寻常。先是有人患此，绝粒三载，得此顿愈，其后中翰金淳还公郎，太史戴慕庐东坦，咸赖此霍然。远近相传，凡噎膈呕逆，用之辄效。当知噎膈呕逆，虽属胃中血枯，若中无瘀结，何致捍格不入？故取同气相感之力，一涌而荡散无余，真补中寓泻之良法。详鹅血可以激发胃中宿滞，则牛鸭血未为不可，生黄牛血亦未为不可，总取以血攻血，而无峻攻伤胃之虞。昔乔三余治一总戎，患噎膈，百药不应，乔以法激之，呕出瘀积数升而安。喻嘉言治一血虫，用法激之上涌，然后用药，法皆秘而不宣。由是类推，可以默识其旨。此与劳伤吐血之日宰鸭血，冲热酒服，同源异派，深得《肘后》经奥旨，足补夏子益奇方之未逮。

　　按语： 噎膈一证，良方虽多，取效实难，今列以血治血之法，可补缺失。

14. 治关格

　　按《内经》所言，人迎与寸口俱盛四倍以上为关格，是以阳经取决于人迎，阴经取决于寸口也。越人云：遂上鱼为溢，为外关内格；遂入尺为覆，为内关外格。仲景亦谓在尺为关，在寸为格；关则不得小便，格则吐逆，皆以阳分取决于寸口，阴分取决于尺内也。所以《难经》又言上部有脉，下部无脉，其人当吐，不吐者死。仲景又有趺阳脉伏而涩，伏则吐逆，水谷不化；涩则食不得入，名曰关格，则知关格之脉证不一也。而马仲化释《内经》，谓"关格"之义非隔食癃闭之证。而张介宾《类经》，直将越人、仲景之言，一既非之，独执人迎在颈，为阳明之表脉，遂诋东垣、丹溪，皆仍叔和《脉经》，左为人迎，右为气口之谬。呜呼！《内经》固为圣经，确宜遵从，而越人、仲景之书，未常不为圣经也。盖人迎、气口，所以分表里之阴阳；寸口、尺内，所以分上下之阴阳也。人一身表里上下之气化，皆肺所司，血脉皆心所主，故凡气血之盛衰，靡不变见于气口，气口实为肺经之一脉，不过分其部位，以候他脏之气耳。即如仲景所指，趺阳少阴虽主于足，然未尝不于关尺推之，则《内经》所言人迎气口，候之左右，亦无不可也。医道贵乎圆通，若执中无权，犹执一也。故释《内经》之关格，但当言是表里阴阳否绝之候，不当与上吐下闭之关格混同立论则可；若言上吐下闭，当称隔食癃闭，不得名为关格则不可。或言关格之证，其脉未必皆然则可；若言关格之脉，必无在尺在寸之分则不可。试观仲景趺阳脉伏而涩，亦主关格，又有上微头小者，则汗出；下微本大者，则为关格，不通等例，其义自明。

按语：此言关格之脉，上及内难，下列举诸家之论，可知张氏学问之广，精微处甚于豪芒。

15. 治呃逆

呃逆在辨寒热，寒热不辨，用药立毙。凡声之有力而连续者，虽有手足厥逆，大便必坚，定属火热，下之则愈，万举万全。若胃中无实火，何以激搏其声逆上而冲乎？其声低怯而不能上达于咽喉，或时郑声，虽无厥逆，定属虚寒，苟非丁、附，必无生理。若胃中稍有阳气，何致音声馁怯不前也。盖胃中有火则有声，无火则无声，误以柿蒂、芦根辈治之，仓扁不能复图矣。又有始热终寒者，始本热邪，因过用苦寒，寒郁其热，遂至呃逆，急宜连理汤加姜、半主之；五六日大便不通者，削陈酱姜导之。若真阳素虚人，误用苦寒通其大便，必致热去寒起，多成不救。复有饮热饮冷而呃，背微恶寒，目睛微黄，手足微冷，大便溏黑者，属瘀血；若饮热则安，饮冷则呃，虽有背恶寒，手足冷，大便溏等证，此属湿痰。肥人多此，须推瘀血痰饮例治之。

按语： 凡治病必先知其因，求其本，切不可虚虚实实、寒寒热热。

16. 治蓄血

蓄血下黑如漆，最为危殆，但下后神气稍宁，脉无变异，即为可疗；若下后神气昏愦，脉见虚脱，加以厥冷呃逆，多不可救。如针工戚文郁，停食感冒后，大便下黑如漆，烦扰不宁，脉来弦劲而数，此瘀垢未尽，与归、丹、芩、桂、牛膝、鲮鲤之属，复下瘀黑升许而瘥。严文式泰山^{失记姓氏}积劳发热，七八日间，亦下黑如漆，两日后神识稍安，脉来濡弱，知瘀黑已尽，与独参汤、童便，调补而痊。目科邹泰甫，怒气伤肝，呕逆不食，五六日后下血如漆，脉得弦小而疾，按之则衰，此瘀去而肝气未平也，沉香降气散疏之愈。礼科姜如农，气竭肝伤，而下瘀血，光亮如漆，三四日连绵不已，神识昏迷，时加微呃，脉来弦大而芤，此正气告溃，脉随虚阳鼓激而见虚大也。虽仓扁复生，奚益哉？

按语： 蓄血证，下之后，神定脉静，为邪去正安之故，若下后，脉证不符，或弦大而芤，或虚大，而神不定，乃正气溃散之危证也，不唯蓄血，百病皆然。

17. 治痛风

按痛风一证，《灵枢》谓之贼风，《素问》谓之痹，《金匮》名曰历节，后世更名白虎历节，多由风寒湿气，乘虚袭于经络，气血凝滞所致。近世邪说盛行，而名之曰箭风。风毒肿溃，乃谓之曰箭袋，禁绝一切汤药，恣行艾熨针挑。此虽《灵枢》刺布衣之法，而药熨之方世绝不闻，使既病之肌肉复受无辜之痛楚，奈何懵懂无知，甘受其惑，良可慨夫！

按语：痛风之证，实由饮食偏害，痰浊滞留，气血凝滞之故，故发时肿痛不可忍，唯调饮食去其本为第一要务，复以汤药佐之，可保万全。

18. 治痿

痿证脏腑病因，虽曰不一，大都起于阳明湿热内蕴不清，则肺受热乘而日槁，脾受湿淫而日溢，遂成上枯下湿之候，举世靡不以肾虚为事，阳明湿热，从无齿及之者。或云：痿病既属湿热，何古方多用附子辛热而愈者？殊不知湿热沉滞既久，非借辛热之力，不能开通经隧，原非为肾脏虚寒而设。若真阳未衰，概行温补，而不知清热渗湿，宁无反助湿热之患耶。

按语：同是一病，亦有寒热，含虚实，是故有同病异治之说，况乎痿证。

19. 治破伤风

破伤一证，金疮跌扑与溃疡迥殊。金疮跌扑受伤，则寒热头痛，面目浮肿，胸膈痞闷，六脉浮弦，或模糊不清，其传经与伤寒不异，其势较伤寒更剧，故可用疏表之法，然亦不可峻用风药，以其经中之血，先以受伤，所谓夺血者无汗是也。若溃疡破伤，则患处忽复肿胀，按之不知疼痛，周身肌肉不仁，缓急引痛，胸膈痞满，神思不清，六脉弦细，或虚大模糊，虽风引毒气攻注周身，切不可用攻表药，汗之必肉𥆧筋惕，甚则发痉，所谓疮家不可发汗，发汗必致痉也。轻者葱白香豉汤加鲮鲤甲、白芷、蜈蚣之属；重则葱白香豉汤加黄芪、肉桂、远志、防风、鲮鲤甲、犀角之类；甚则万灵丹，葱豉煎汤调服。呕逆不食者，此风引邪毒攻心也，急与护心散，外用葱熨法分解其邪。如大便不通者，切不可用芎黄汤，唯宜蜜煎导之。其势稍退，便当用保元，仍加远志、肉桂、犀角、鲮鲤甲等解散余毒，兼使参、芪无壅滞之患。其间泻补，各随其人所禀之偏以为权衡，贵在临证之活法耳。

按语：破伤一证，古多有之，近因重卫生之事，已不常见，张氏举此证而明后人辨证之法，不可拘泥。

20. 治挛

挛证人悉知为寒，不知亦有属血枯而热者。盖寒则胫逆而瘫，热则胫热而枯。至于湿热下流，又为实证，则疼肿便秘。以此辨之，虚实寒热，可判然胸臆矣。

按语：挛证有虚有实，有寒有热，《金匮》已有刚柔之明示，历代名家又有补充，或血虚，或风动，或热极，当详辨之。

21. 治痫

痫证往往生于郁闷之人，多缘病后本虚，或复感六淫，气虚痰积之故。盖以肾水本虚不能制火，火气上乘，痰壅脏腑，经脉闭遏，故卒然倒仆，手足搐搦，口目牵掣，乃是热盛生风之候。斯时阴阳相搏，气不得越，故迸作诸声，证状非一，古人虽分五痫，治法要以补肾为本，豁痰为标，随经见证用药。但其脉急实及虚散者不治，细缓者虽久剧可治。

按语：此证不离气痰瘀，此其标也，而元气不旺，乃是其本。而人之本本于肾，故张氏列补肾为本，豁痰为标之法，可为后效。

22. 治悲

凡肺燥悲愁欲哭，宜润肺气降心火为主，余尝用生脉散、二冬膏，并加姜、枣治之，未尝不随手而效；若作颠疾，用金石药则误矣。

按语：肺在志为悲，在时为燥，燥邪伤津助火，故其治总以润肺降火为不二之法。

23. 治健忘

因病而健忘者，精血亏少，或为痰饮瘀血所致，是可以药治之。若生平健忘，乃心大窍疏之故，岂药石所能疗乎？故凡开凿混沌之方，悉行裁汰。

按语： 如张氏所言，天下果有治愚之方，聪慧之法，人人服之，则皆成状元矣。

24. 治泄泻

泄泻诸治法颇详，何独不及虚损之泄泻也？盖肾脏真阴虚，则火邪胜，火邪上升，必伤肺而为咳逆；真阳虚则水邪胜，水气内溢，必渍脾而为泄泻。既嗽且泄，上下俱病，先后天之气并伤，故虚损关揆，全系乎此。余尝用理中丸加五味子以治下泄，异功散加细辛以治上咳，每每获效。若服之作胀发热者，终难挽回，不可以其咳泻俱缓，轻许其治也。

按语： 张璐详明虚损之泄泻，列理中丸加五味子之方，确有见地，学者若欲详明诸泻之因与之法，可并读李中梓之治泻九法，可谓全矣。

25. 治痢

肠澼之证，《内经》原有下血、下白沫、下脓血之异。推详脉证，大抵以白沫属寒，其脉应沉；脓血属热，脉应滑大。若见白沫而脉反浮，见脓血而脉反弦涩悬绝，为脉不应病，故皆主死。其扼要尤在身热则死，寒则生，为大关揆，以肠胃受病，不当更见表热，表热则外内俱困，将何所恃而与攻救邪，更详脏腑诸痢，咸以脉沉小为可治，血温身热主死。《内经》大义如此。再推仲景论痢，以身热手足温，为阳回可治；厥逆不返，为阳绝主死。此盖指伤寒阴证而言，不可与夏秋肠澼并列而论也。然下痢岂无身热得生者？凡挟邪之痢，与时行疫痢，皆有身热，但当先撤表邪，自然身凉痢止，当知《内经》所言血温身热，乃阴虚之本证，此则兼并客邪耳。及观先辈论痢，并以白沫隶之虚寒，脓血隶之湿热。至守真乃有赤白相兼者，岂寒热俱甚于肠胃，而同为痢之说。丹溪从而和之，遂有赤痢从小肠来，白痢从大肠来，皆湿热为患。此论一出，后世咸为痢皆属热，恣用苦寒攻之，蒙害至今未已。即东垣之圣于脾胃者，犹言湿热之物，伤于中而下脓血，宜苦寒以疏利之；脓血稠黏，数至圊而不能便，脉洪大有力者下之，亦认定脓血为热。曷知血色鲜紫浓厚者，信乎属热。若瘀晦稀淡，或如玛瑙色者，为阳虚不能制阴而下，非温理其气，则血不清，理气如炉冶分金，最为捷法。设不知此，概行疏利之法，使五液尽随寒降而下，安望其有宁止之日哉！尝见屡服黄连，虚阳迫外，而反发热发斑者；亦有虚阳内扰，忽发除中，反骤能食者；有频用大黄，开肠洞泄，甚至发呃吐蛔者；有大黄下咽，反胀闭不通，阴气上逆，而变中满鼓胀水肿者。凡此之类，未遑枚举。夫天气之热，四时之正令也，因热而恣伤冰水瓜果，是逆其正气，腑脏为寒物所伤而为患也，以逆正气之病，又以逆病情之药治之，何怪变证百出乎！虽是岁之热，较他岁倍常，是以患肠澼者，较他岁亦倍常，其间总轻重不同，所见之积，一皆五色，良由五脏之气化并伤，是以五色兼见。按五色痢，古人皆为肾病，以肾为藏精之室，所居之位，最下最深，深者既病，其浅而上者，安有不病之理；精室既伤，安能任蛰藏之令乎？仲景所谓五液注下，脐筑湫痛，命将难全者也。夫以精室受伤，五液不守之患，不知益火消阴，实脾堤水，兼分理其气，使失于气化之积随之而下，未失气化之津统之而安，即口噤不食者，亦不出乎此法。盖肠澼之属，皆缘传化失职，津液受伤，而致奔迫无度，岂要恣行攻伐，以为不易之定法乎？历观时师治痢，无高下贤愚，必用橘皮、枳壳、厚朴、槟榔之属，稍有赤沫，即用芩、连、芍药；水道不利，便与木通、车前；口噤不食，不出黄连、石莲。况世所谓石莲者，皆粤中草实伪充，大苦大寒，与本草所言莲子堕淤泥中，经岁取出者迥异也。凡遇五色噤口，及瘀晦清血诸痢，每用甘草、干姜，专理脾胃，肉桂、茯苓专伐肾邪，其效如鼓应桴。

初起腹痛后重者，则兼木香、槟、朴以泄之；饮食艰进者，则兼枳实、焦术以运之；阴气上逆，干呕不食者，则兼丁香、吴茱萸以温之；呕吐涎水者，则兼橘、半、生姜以豁之。脓血稠黏者，则兼茜根、乌梅以理之；水道不通者，则兼升、柴以举之；身热不除者，则兼桂枝、芍药、姜、枣以和之；阴虚至夜发热痛剧者，则兼熟地、黄芪、阿胶、归、芍以济之；若数日不已而腹痛后重转甚者，必须参、术、升、柴兼补而升之。久痢噤口不食，此胃气告匮，最为危候。较之初起口噤，尚有浊气可破，积沫可驱，迥乎不同，非大剂参、术，佐以茯苓、甘草、藿香、木香、煨葛根之属，大补胃气，兼行津液，不能开之。但得胃气一转，饮食稍进，便宜独参汤略加橘皮或制香附，缓缓调补，兼疏滞气，最为合剂。如茯苓之淡渗，木香之耗气，葛根之行津，皆当屏除，即如久痢后重用三奇散，取黄芪、防风以致开阖，枳壳以破滞气，以为卓识不群，然后重稍减，便当改用补中益气，转关妙用，全在乎此。若厚朴、枳、橘、砂仁等耗气之药皆戈戟也。凡脉见弦细小弱，或六部沉小，皆当准此。间有脉来滑大数实者，方可用芩、连、芍药、泽泻之属。夹热后重烦渴者，当与白头翁、秦皮、黄连、白芍之类，误用大黄，变成肿胀。若其人元气未愆，大剂人参、桂、附散其浊阴，尚可救其一二。洞泄不止，服大剂参、术，不应，用养脏汤亦不应，唯附子理中汤调赤石脂末，间有得生者，即发呃吐蛔。尚有四逆、参附、吴茱萸汤、干姜黄芩黄连人参汤、乌梅丸等法，然非平日相信之真，纵有生机，亦勿许治。若至发斑发躁，久痢有食，忽发除中，从无救治之法也。尝见痢久虚脱，六脉弦细，厥逆冷汗，烦渴躁扰，呃逆不宁，竣用理中、四逆、白通、通脉之类，虽曰进人参二三两，服之非不暂安，脉来微续，手足渐温，稀糜稍进，去后亦稀，三四日后必然骤变。此根气已绝，灯尽复明之兆，切勿因其暂安，轻许以治，徒为识者鄙笑耳。至于妇人临产下痢，最为危殆。郑氏有胎前下痢，产后不止，七日必死之例。予尝用甘草干姜汤加厚朴、茯苓、木香治妊娠白痢，千金三物胶艾汤治妊娠血痢，连理汤加胶、艾治赤白相兼之利，驻车丸、千金黄连汤、白头翁加甘草阿胶汤，胎前产后五色诸痢皆可选用。若胎前下痢，产后不止，势莫挽回者，用伏龙肝汤丸，随证加减，未尝不随手获效也。世医治痢，专守通因通用，痛无补法之例，不知因气病而肠中切痛，非温理其气则痛不止；因气陷而浊气下坠，非升举其气则后重不除；因气伤而津液崩脱，非调补其气则积不已；因阴虚而至夜微热腹痛，非峻补其阴则痢痛不息。世人见余用参、术、姜、桂温补气血之药，以为可骇；更有用黄芪、地黄滋阴腻滞之药，益怪甚矣；且有用石脂、干姜温涩固脱之药，以为劫剂，而大诽之。不知《内经》中原有涩因涩用之法，盖里急后重，数至圊而不能便，非涩而何？况因涩而过用利气，乃致滑脱不收，安得不用涩以固之耶？更有不知调气，但见下痢日久，便行止涩，轻以粟壳、诃子投之，闭其滞气，迫痛愈加，愈劫愈甚，此与杀之无异也。

按语：痢之一证，古称肠澼，皆由感受外邪、饮食所伤，复以内伤七情之故，久痢又必不离于脾肾虚弱，始为实证，其病在肠。若失治误治或者邪气太盛，可致厥逆神昏之危重病候。亦可迁延而成久痢不愈，转为虚实夹杂或虚证，病及脾胃，出现阳虚阴亏一象，甚或入于损途。治疗需分清寒热、虚实、缓急，抓住病机，活用温、补、下诸法。张氏于此列证分型明治法，学者当熟读详思。

26. 治大小便不通

肥人素多痰饮湿热结聚，因病每致大小便不通，腹满不食，气逆喘急，势盛不得不下。有屡下不得通利者，有再三下而始通者，有下之利不止者，大抵湿热素盛之人，大便不行，日数虽多，结粪甚少，所下不过溏粪垢腻，甚至骤下不可遏者，多有热去寒起，正气随脱，即变呃逆之证。以此本属湿热，温补仍助本病，苦寒徒乏胃气，每至不可救药。若始先知其湿热痰积，用导痰汤多加姜汁、竹沥，下滚痰丸，甚则下控涎丹，方为合法。若迟则湿热上涌势剧，胃中津液尽变浊秽，虽有合剂，不能取效也。凡大便不通而腹中雷鸣者，下之必无结粪。盖肥人下后，多有脱泄不止之虞，瘦人汗后，每多干热不止之患，不可不知。

按语： 此言痰饮湿热结聚所致之二便，不可只用伤寒阳明承气法，当治痰祛湿为本，痰湿化去，中枢升降复常，则大小自通。

27. 治交肠

交肠证，虽见于方书，而世罕见。绿石山詹石匠之妇，产后五六日，恶露不行，腹胀喘满，大便从前阴而出，省其故，缘平昔酷嗜烟酒，所产之儿，身软无骨，因而惊骇，遂患此证。余以芎归汤加莪术、肉桂、炒黑山楂一服，恶露通而二便如常。又陆圣祥之女，方四岁，新秋患血痢，而稀粪出于前阴，作冷热不调食积治，与五苓散服香连丸，二剂而愈。又钱吉甫女，年十三，体肥痰盛，因邻居被盗，发热头痛，呕逆面青，六脉弦促，而便溺易位。此因惊气乱，痰袭窍端所致也，与四七汤下礞石滚痰丸，开通痰气而安。

按语： 交肠证，为粪从前出，尿从后夹粪而出，古人不精于解剖，以为交肠。

28. 治外障

外障诸证虽殊，究其本，不出风火湿热内蕴，故必以涤热消翳为务。然初起者，但于除风热药中，略兼消翳，其翳自去。若去宿障，自当专力攻翳，但必兼助脾胃行其药力，始克有济。谛观外障内治之药虽多，咸以神消散、皂荚丸二方为主，外治之药不一，莫如石燕丹为最，今之专于此者，能识斯意，守是法而行之，亦可以为中工矣。

29. 治内障

内障诸证，其翳皆生于乌珠里面，故宜金针拨之。拨后用滋养之剂以助其光，如六味丸、磁朱丸之类。气虚者佐以八珍汤、神效黄芪汤。若翳嫩不可拨者，只与用药。治法纵各不同，大意不出乎皂荚丸、生熟地黄丸。其间虚实寒热，轻重随证出入，活法在心，非笔可尽。有肝肾阴虚，绝无翳膜者，唯宜滋养真阴，切勿误与消翳等药也。有偏正头风，久而生翳，以蛇蜕炙脆为末，每服一钱，黑豆炒香淋酒一盏，入葱白三茎，同煎去葱，和滓日服效。

按语：凡外障、内障，皆为眼疾。而眼为五脏六腑之精所注。古多妙术良方，张氏分而列举，详示学者。

30. 治唇

唇青有二：若唇与爪甲俱青而烦渴引饮者，为热伏厥阴，竹叶石膏汤；若唇青厥冷而畏寒，振振欲擗地者，为寒犯少阴，真武汤。唇淡为脱血，宜十全大补辈。唇赤中带黄色，为脾热，黄芩芍药汤。唇赤而肿厚，漯漯然者，虽曰心火亢盛，实脾胃中有湿热，当从清胃散加减治之。

按语：唇为阳明所主，爪甲俱青而烦渴引饮者为风木乘脾，唇青厥冷而畏寒者为水侮土，唇淡为土虚血少，唇赤中带黄色，为土中有火，分辨明晰，而后各施以方，岂能不愈。

31. 治半身汗出

汗之源不一，有因于卫气疏者，有因于营气热者，有因于营卫不和者。盖风邪干卫，则腠理疏，营气乘表虚而外泄，则自汗，治当散邪为急，宜从仲景桂枝汤、小建中辈；迟则营气外亡，邪气内入，必变腑实潮热矣，又宜三承气汤选用。此皆外感自汗也。若郁热内蒸，亦必从空窍发泄，或从肠胃下奔，或从皮毛外达，则郁热得散，然外泄轻于下奔，蒸热胜于干热，以此验营卫之枯与不枯也，当从内伤虚损例治之。至于邪正交加，非汗不解，故少阳夹热，或为盗汗，或腋汗胁汗，须知从阴阳交互时及阴阳交互处发泄者，皆阴阳不和，半表半里证，小柴胡、逍遥散，皆合剂也。及乎挟风邪痰湿之类，亦多有之。至如头汗，或为湿热上攻，或为瘀血内结，亦属阴阳不和。其于阴汗股汗，又为肝家湿热下渗之征验，岂可一概施治乎？

按语：经曰：阳加于阴为之汗，故汗之证，总因于阴阳不和，详而细之，有在卫、在营、在热、在湿、在郁、在瘀、在虚等，各不尽同。

32. 治不得卧

平人不得卧，多起于劳心思虑，喜、怒、惊、恐，是以举世用补心安神药，鲜克有效，曷知五志不伸，往往生痰聚饮，饮聚于胆，则胆寒肝热，故魂不归肝而不得卧，是以《内经》用半夏汤涤其痰饮，则阴阳自通，其卧立至。一少年因恐虑两月不卧，服安神补心药无算，余与温胆汤倍半夏、柴胡，一剂顿卧两昼夜，竟尔霍然。复有一人遗精烦扰不得卧，与六味丸料加枣仁，数服而安寝如常。更有一人，溃疡久不收敛而不得卧，疡医不能疗，令用大剂十全大补而安。大抵因病不得卧，当详所因，亦不专主胆病也。

按语：尤氏在泾，论此证亦甚妙：骤尔触惊，神出于舍，舍空痰入，神不得归，是以有恍惚昏乱等证。治当逐痰以安神藏，于此正合。

33. 治不能食

胃主出纳，脾司运化，故不食皆为中土受病。然胃之土，体阳而用阴，脾之土，体阴而用阳，胃实则痞满气胀，胃虚则饮食不甘，胃热则饥不能食，胃寒则胀满不食，胃津不布则口淡无味，胃中火盛则消渴易饥，有痰则恶心呕涎，脾虚则食后反饱，脾津不藏则口甘畏食，脾挟肝热则吞酸吐酸，此皆中土受病也。至于肾脏阳虚，不能腐熟水谷，又当归重于命门，火为土母故也。

按语：列举不能食诸因，不离于土，而关于寒、热、虚、实、痰等。

34. 治消瘅

经言：消瘅脉实大，病久可治，脉悬小坚，病久不可治。见消证脉显实大，为证脉相符，虽久可治。若见悬小而坚，不但脉不应病，且真脏发露，其可疗乎？设消证脉小，而不至于虚悬坚劲，又当从仲景肾气丸正治矣。然历诊消瘅之脉，无有不带数象者，但须察浮数沉数，在左在右，尺甚寸甚，及有余不足，兼见何脉，而为审治。又须详南北风土之强弱，病人禀气之厚薄，合脉象而推之，庶几无虚虚之误矣。大抵北人消瘦，脉多沉石滑数，以北方寒水司权，且素食煤火，肾气多厚，故用刘张寒泻之法，往往获效。然间有恃力作强，以水为事，乃致虚阳不守，封藏不固，而见右尺数大，为下消者；亦有真阴耗竭，肾气不升，肺脏枯燥，而见寸口数盛，为上消者；又有竭力房室，服食剽悍，火土太强，恣意饮啖，而见气口动滑，为中消者。又不可限以风土，急须导火壮水，除陈气等法。若大江以南，木气始生之界，患消瘅者，从无沉石之脉，即有滑数，按之必濡，多有尺内见弦，及气口命门大数，或两寸浮滑者，以东南水土屏薄，虚阳易动，肾水易亏，当确遵《金匮》、东垣、养葵，犹恐不及，况可效用刘张之法乎。至若庾岭而南，消瘅之脉，亦绝无沉石之候，多见浮大数盛，外示有余，中实不足，以其阳气泄而不藏，肾气溢而不满，故其治仅可用辛凉以清其热，甘寒以滋其阴，若辛热导火，苦寒泻气等药，总无干预也。至于临病审察，又当随左右尺寸之太过不及，而为决断。太过见于寸口，多为气病；不及见于尺内，多为肾虚。又在左偏弦，为精髓受伤；在右偏旺，为虚阳发露。然其邪皆自内发，故表证表脉绝少，即金匮五苓散一条，亦是水气不化，津液不行而渴，故显脉浮，小便不利。微热消渴之证，见消瘅虽有浮脉，亦是客邪为患，非此证之本脉，故特表而出之。

按语：消证证脉相符，虽久可治；脉不应病，虽近不可治。不独消证，百病如此。

35. 治痰火

痰火一证，方书罕及，近唯郢中梁仁甫《国医宗旨》专为立言，然皆泛引肤辞，且所用方药，专事降泄，略无切于病情，殊非指南之谓。夫所谓痰火者，精髓枯涸于下，痰火凭陵于上，有形之痰，无形之火，交固于中，良由劳思伤神，嗜欲伤精，加以饮食不节，血肉之味，酝酿为痰为火，变动为咳为喘。其在平居无恙之时，贮积窠囊之中，或时有所触发，则冲服透膜，与潮宗之泛滥无异。观其外显之状，颇有似乎哮喘，察其内发之因，反有类乎消中。消中由阴邪上僭，摄之可以渐瘳，哮喘由表邪内陷，温之可以暂安，此则外内合邪，两难分解，温之燥之升之摄之，咸非所宜，况乎触发多端，治非一律，何怪时师之茫无统绪乎？予由是而因病制宜，特立玉竹饮子一方，为是证之专药，临证以意增减，庶几款治病情。其有兼挟客邪者，又须先彻标证，然后从本而施，自然信手合辙。如因感风寒而发，则香苏散为至当，略加细辛以开肺气，香豉以通肾邪，散标最捷，盖香、苏性降，可无升举浊垢之虞。他如麻黄、桂枝、柴、防、升、葛、羌、独、川芎等味，能鼓动痰气，薄荷、荆芥、橘皮、苏子等味，能耗散真气，芩、连、知、柏、赤白芍、瓜蒌根、石膏等味，能敛闭邪气，皆宜远之。因饮食而发，只宜金匮枳术汤，随所伤之物而为参用。谷伤曲糵，酒伤煨葛，肉伤炮楂，麸面伤加草果，鸡鸭卵伤加杏仁，痰食交结则加橘半，食积发热必加黄连。黄连与枳实同用，善消痞满。半夏与白术同用，专运痰湿，然须生用力能豁痰，痰去则津液流通，热渴自解，非苍术、南星燥烈伤津之比。因恼怒而发，沉香降气散和滓煎服，不但理气化痰，亦可消运食滞，其或兼冒微风，另煎香苏散以协济之。原其触发之因，不出风、食、气三者为甚，然皆人所共知，唯是触感风热而发者，世所共昧。盖寒伤形而不伤气，气本乎肺，肺气受伤，咳嗽喘满，势所必致；而寒客皮毛，皮毛为肺之合，邪从皮毛而入伤于肺，咳嗽喘满亦势所必致。何怪举世医师一见喘咳，概以表散为务，良由不辨内因外因之故耳！易知外因从表而伤有形之津，证属有余，故一咳其痰即应，而痰沫清稀；内因从肺而伤无形之气，证属不足，故屡咳而痰不得出，咳剧则呕，此不但肺病而胃亦病矣。是予玉竹饮子，方中茯苓、甘草专为胃家预立地步也。至于标证散后，余火未清，人参未亦遽用，玉竹饮子尤为合剂；病势向衰，即当滋养肺胃，异功散加葳蕤，取橘皮为宣通气化之报使；气虚不能宣发其痰，又需局方七气汤，借肉桂为热因热用之向导。若其人形体虽肥，面色白气虚，则以六君子汤加竹沥、姜汁，即有半夏，亦无妨一碍；食少便溏者，竹沥又为切禁，宜用伏龙肝汤代水煎服，脾气安和，津液自固，可无伤耗之虑矣，瘦人阴虚多火，六味地黄去泽泻合生脉散，使金水相生，自然火息痰降，去泽泻者，以其利水伤津也；若命门脉弱，真火式微，或不时上冲，头面烘热，又须六味地黄加肉桂、五味子以摄火归阴，阴平阳秘，精神乃治。须知治痰先治火，治火先养阴，此为治痰治火之诀。然后有真气浮散之极，草根木实，无济于用，又须金石以镇固之。予尝借服食方中灵飞散，取云母以摄虚阳，钟乳以通肺窍，菊花以清旺气，兼天冬、地黄、人参之三才，以固精气神之根本，即修内丹，不外乎此。所谓知其要者，一言而终，不知其要，流散无穷，敢以此言质之梁子。

按语： 若论痰火，张氏所言方书罕及，恐有过之嫌。丹溪论此证已甚详，故有百病皆由痰做祟之说，读此节文字，尤当合读丹溪之书，不至遗漏。

36. 治黄瘅

黄瘅证中，唯黑瘅最剧，良由酒后不禁，酒湿流入髓脏所致，土败水崩之兆。始病形神未槁者，尚有湿热可攻，为祛瘅之向导。若病久肌肉消烁，此真元告匮，不能回荣于竭泽也……或问近世治瘅，多用草头单方，在穷乡绝域，犹之可也。城郭愚民，亦多效尤，仁人鉴此，岂不痛欤！尝见有服商陆根、苦匏酒、过山龙、雪里青、鹿葱等汁，吐利脱元而死者，指不胜屈。曾有孕妇病黄，误用瓜蒂搐鼻，呕逆喘满，致胎息上冲，惨痛叫号而毙。设当此际，得何法以救之耶？答言：是皆与飞蛾触火无异。欲救之者，唯广行刊布，垂诫将来，勿蹈前辙，庶不失仁人之用心。若欲手挽既覆之车，吾未如之何也。

按语： 仲圣于《金匮》一书详列诸瘅及诸方：黄瘅、黑瘅、女劳瘅、酒瘅，视病之不同，各以施治。果若药证相合，效若翻掌，**此皆药随病转**。若用方不当，**病随药转**，离死亦不远也，慎之、慎之。

37. 治欠嚏

《内经》《金匮》，虽有嚏欠之因，却无方药主治。守真以伤风有嚏为轻者，其人阳气和利，虽有风邪，自能随气鼓散，可无藉于汤药也。于此有人素蕴湿热，加以客邪，鼻塞不闻香臭，服细辛、辛夷等药百余剂，每当微风，即嚏不已，三嚏之后，清涕如注，脑户隐隐掣痛，诸治罔效。因思《金匮》中寒家清涕善嚏之说，遂取钟乳专温肺气之品，助以人参温中，黄芪实卫，鹿茸固髓，黄牛脑和丸，空腹服三十丸，饵及两月，数年之病，随手而愈。

按语： 仲景云肾虚者喜欠多嚏，不论何因，总由元气虚弱在先，故治当不离补养元气，而后随症稍加散邪之药，可速愈也。

38. 治身重

身重无非湿证，湿证多归重于脾土，为脾病是矣。又肾为水脏，肾虚则邪水用事，故又主肾虚。至于肝虚，亦令人体重烦冤者，何也？盖肝虚则不能胜土，土无风气，亦必郁热上蒸而为病矣。然肝则重于烦冤，脾则重于肿重，肾则重于痿弱，不可不辨。

按语： 此详论身重之因由，或脾，或肝，或肾。虽不离中焦，亦不可专责脾土，五行不离，息息相关也。

39. 治脱营失精

尝读《内经》有脱营失精之病，方家罕言。近唯陈毓仁《痈疽图形》，仅见失营之名，究无方论主治，故粗工通此，靡不妄言作名，为害不浅。夫脱营者，营气内夺，五志之火煎迫为患，所以动辄烦冤喘促，五火交煽于内，经久始发于外，发则坚硬如石。毓仁所谓初如痰核，久则渐大如石，破后无脓，唯流血水，乃百死一生之证，是以不立方论，良有以也。其形著也，或发膺乳腋胁，或发肘腕胫膝，各随阴阳偏阻而瘕聚其处，久而不已，五气留连，病有所并，则上下连属，如流注然，不可泥于毓仁之耳前后及项间，方目之为失营也。以始发之时，不赤不痛，见证甚微，是以病者略不介意，逮至肿大硬痛，蟠根错节已极，岂待破后无脓，方为百死一生之证哉！原夫脱营之病，靡不本之于郁，若郁于脏腑，则为噎膈等证，此不在脏腑，病从内生，与流注结核乳岩，同源异派。推其主治，在始萌可救之际，一以和营开结为务，而开结全赖胃气有权，方能运行药力。如益气养营之制，专心久服，庶可望其向安。设以攻坚解毒清火消痰为事，必至肿破流水，津复外渗，至此日进参、芪，徒资淋沥，其破败之状，有如榴子之裂于皮外，莲实之嵌于房中，与翻花疮形像无异，非若流注结核之溃后，尚可图治，亦不似失精之筋脉痿躄也。详脱营失精，经虽并举，而死生轻重悬殊。脱营由于尝贵后贱，虽不中邪，精华日脱，营既内亡，痕复外聚，攻补皆为扼腕，良工无以易其情志也。失精由于先富后贫，虽不伤邪，身体日减，内虽菀结，外无痕聚，投剂略无妨碍，医师得以施其令泽也。然二者之病，总关情志，每每交加，而有同舟敌国、两难分解之势，故毓仁以失营二字括之，惜乎但启其端，而肯綮示人之术，则隐而不发，何怪粗工谬言为道，妄用砭石，宁免五过四失之咎欤！

按语：脱营失精，为难治之疾，何也？原此二病，皆关情志，而人之情志，绝非草木之可移易，故《素问》列四不治之病。人若先富后贫，尝贵后贱，其情多郁，而病为本，工为标，标本不和，其病不愈。故若愈此等证，全在患者移情异性，佐以汤药，方可救治。

40. 治脱

脱之一证，《内经》虽有精脱者耳聋，气脱者目不明，《难经》又有脱阳者见鬼、脱阴者目盲等说，咸非喻子所言之暴脱也。夫暴脱之患，每尝见于膏粱充饫之家，藜藿艰虞之辈未之有也。其于百艺之中，唯鸣于医者，殚心竭力，以博虚声，非他伎术，但劳形而神气无伤之比。昔沈朗仲先生，抱病赴高澹游之招，归即喘汗而脱。儿科赵蕙田，轻舟应鸣先项公之请，比及到崖，舟子呼之不应，脱然而逝。吴羽仁先生，先予而候如农姜公，适予踵至，时方瘀血大下，气乱脉喘，难以议药，始待平旦气清之时诊决，庶无差误，握手言别，切切嘱予，归当谨察病机，毋失气宜，订期明晨早至，共图竭厥之治。诸朝坐候，吴子不至，调之姜便，云是昨暮复过半塘，坐脱肩舆之中，因思所嘱之言，乃知仁人之用心，直至形离神散而不自觉，又安能于未脱之先，寻罅漏而为缄固耶？嗟！予朽落，一息仅存，尚不能谢此烦劳，因书以为前车之鉴，并为同人保生之劝。

按语：业医之人，多伤神劳心，尤其名医，故张氏列举诸前贤，表以感慨，我辈亦当多晓长养之术。

41. 治虫

虫之怪证多端，遇之卒不能辨，昔人治例，有雷丸治应声虫之说。近有女子咳逆腹痛后，忽喜呼叫，初时呀呷连声，渐至咿唔不已，变易不常，或如母鸡声，或如水蛙鸣，或如舟人打号，每作数十声，日发十余次，忍之则胸中闷闷不安，此为叫虫，即应声虫之类也。复有一人患发热痞满后，常兀兀欲吐，吐中必有虫数枚，状如虾形，跳跃不已，诸治不应，或令服铜绿涌之，不过二三度，遂绝不复见矣。

按语：列虫之怪证，实非怪也，今日专有微生物寄生虫学，胜于古人多矣。

42. 治难产

难产之患，多缘妇人禀性执拗，怀孕之日，不检束身心，任意作为，以致气血乖违，胎孕偏著，临产之际，虽遍用催生方药，略无一验。以数月失和之胎息，一时岂能克应，况有坐草多日，血气大亏者，唯大剂独参汤峻补其气，方能进力送产，独怪世之稳婆用生产家左右之人，皆坚持产中禁用人参之说，坐视其死者多矣。安知产中误用人参为害者，皆是力作劳勤躯体坚韧之人，虽有疾病，祛之则安，奚俟补为，设强与服之，心胆先裂，是不能无助火发热，凝滞恶露之患矣。若夫膏粱逸豫，豢养柔脆之家，平时惯服，服之泰然，何助火滞气之有？余室人素禀孱弱而多沉郁，每产必用人参一二两，浓煎时呷以助其气，听其自产，虽二三日无恙。儿媳亦患气滞难产，稳婆难阻服参，至第四日，子殒腹中，不得已煎大剂参汤灌之。产后方云未服参在以前，耳聩目盲，唯见满室红光，继而渐渐紫黑，及服参后，开眼即能辨物，神气亦能主持，腹中便有痛阵，始信服参之验。近日同道王公峻室人难产，竟日不下，自煎人参七钱，顿服便产。其助力之效，非他催生药可比，因详述以破世俗之惑。

按语：列举难产一证，以明世俗惑论，定见不可有，变化实多端，精于医者，岂有以定见定方治人之病乎！

张璐

后世影响

一、历代评价

张璐医名甚重，被誉为"国手"，并与喻嘉言、吴谦并称为清初医学三大家。张璐治学严谨，孜孜不倦，尝谓"欲挽风俗之时弊，宁辞笔削之罪"。其虚怀若谷，博采众长，不偏执一说，在"文人相轻"的旧时代是难能可贵的。

张璐极力提倡广交同道，切磋医术，认为这样有"互资相长之功，切磨相向之益"。由于张璐禀性磊落，不持偏见，加上精湛的医术，故深为医林所重。张璐审证辨脉，一剂而立起沉疴，使诸医无不叹服其神技。

清代著名诗人朱彝尊为《张氏医通》作序时，评价此书为"君于是考之古，验之今，凡古人不能相一者，皆荟萃折中之，使读者梨然有会于中，可谓用心切而为力勤也。"认为此书贯通古今，对以往有争议的意见均给予科学分析，让读者能了解到最真实的情况。

其弟张汝瑚为《张氏医通》作序时，称其"赋性磊落，不事章句，励志岐黄，遂擅一时。六十年来，专心性命之学，不可谓之无恒矣。历年博采古人方论，汰粗存精，敛繁归约，不忍独秘，梓而行之，将以教天下者，教万世焉。"称读此书为："世之师心者，读是书可以不烦思索，而坐得其标本缓急之理；世之拘方者，读是书且将乐乎其新，忘乎其故，渐渍其中而不自觉也。"认为张璐一改医家独门秘方的传统，将自己的宝贵医学经验全部归纳整理，供广大医家参考。

《清史列传》作者、大西进士、其侄张大受为《张氏医通》作序时，称其"自岐黄讫近代方法，无不搜览，金石鸟兽草木，一切必辨其宜。澄思忘言，终日不寝食，求析其得心应手，起如发机，可以旋乾坤而效仁知，诊一病投一药，参酌古今，断以己意，靡不奇验。"此处强调张璐这位临床大家对治病开方的态度之认真是不言而喻的，任何一个疾病的诊断、一味药物的加减均要反复思量，再三斟酌，体现了他作为医生的严谨。

其子张以柔进《张氏医通》上奏，奏云："此书各卷全是原于《内经》，可比《证治准绳》。"

《伤寒绪论》李瑾作序时称其"能悟医中最上源头"，称此书为："使智者目之，天颖迅发，愚者瞿然而悟，罔者危坐正襟，洗心涤虑，好自用者，目眩然而不瞬，舌挢然而不下，洵为伤寒之大成。其德被天下后世也，岂特有功于仲景而已哉！"总结了张璐在《伤寒论》研究上的巨大成就。

清代监察御史郭琇为其《诊宗三昧》作序时称其"察脉辨证，辅虚祛实，应如鼓桴，能运天时于指掌，决生死于须臾，又非泛泛可及知。"提出了他在脉诊上的造诣。

道光四年《苏州府志》卷一○六《人物·艺术下》称其："性敏好学，博究古人之书。所著有《张氏医通》一十六卷，诚医学正宗也。"

《吴县志》（引自《古今图书集成·艺术典》卷五三七）中评价其为："能审虚实，决死生。又所著《伤寒大成》《诊宗三昧》《医通》《衍义》诸书，梓行于世。"

《四库全书总目》卷一○五《医家类存目》中评价《张氏医通》此书："是编取历代名家方论，汇次成编，门类先后，悉依王肯堂《证治准绳》，方药主治，多本薛己《医案》、张介宾《景岳全书》，而以己意参定之。"

民国赵尔巽等《清史稿》卷五○二《艺术一》中提到："璐著书主博通，持论平实，不立新异。其治病，则取法薛己、张介宾为多。"

民国蔡冠洛《清代七百名人传》第四编《学术·艺事》中讲道：撰《医通》16卷，首以《素问》《灵枢》《难经》《金匮》，次以诸家名论，博采精详，条理分明。又着《伤寒缵论》2卷，亦能补前人之未备。《伤寒绪论》2卷，于外感诸证，尽能发明其所自。《诊宗三昧》1卷，阐发脉理。《本经逢源》4卷，详明药性。以上所述均表明张璐博采众家，聪颖好学，文字朴实，理论精辟，不愧为一代医学大家。

张璐作为清初三大名医之一，治学态度严谨，重视经典理论，无论外感和杂病，还是诊断、本草，都能溯本求源，旁征博引，由博返约，汇集名家至论而自成一家之言，虽常出入于李东垣、张景岳、薛立斋、李中梓诸家之间，崇尚温补，但又不为诸家之说所拘束，辨证杂病善于在散漫纷繁之中寻出条理，并能结合临床实践，提出自己的心得经验，极大地推动了中医学的发展。

二、学派传承

张璐在伤寒学术上取得了卓越的成绩，其长子张登、次子张倬继承父亲的伤寒学术思想，根基临床，在伤寒领域亦有突出表现。张璐著有《伤寒缵论》《伤寒绪论》，张登、张倬参与诠次2卷。其次张登著有《伤寒舌鉴》，记载伤寒舌诊120种，图文并茂；张倬著有《伤寒兼证析义》，记载伤寒兼证杂病证候17种，后附经脉、奇经、运气、方宜等篇。此外，《张氏医通》中"目科治例"内容由张倬编辑，"痘疹心传"内容由张以柔补充。

张璐及其子张登、张倬对《伤寒论》都进行补充，以补全辨证论治的要素。张璐在《伤寒缵论》中对部分《伤寒论》原文未列方药的条款进行补充，在《伤寒绪论》中用三分之一篇幅补充方药。张倬在《伤寒兼证析义》中对《伤寒论》记载兼证的条文进行补充，对未提及的兼证进行论述，对部分条文虽记载伤寒兼证但未列治法的进行补充。张倬强调兼治，以外感伤寒为主。张登在《伤寒舌鉴》中补充舌苔，对《伤寒论》详于脉症而略于舌苔作出补充，比《伤寒金镜录》更为全面、细致地论述了伤寒舌苔。

综上所述，张璐父子学术思想一脉相承，理论渊源一致，又有发展，并且始终关注临床，对后世伤寒学派发展有着重要贡献。

除此之外，张璐的门人弟子很多，除了私淑弟子以外，从学的门人还有郭友三、施元倩、王舜年、黄二乾、汪楚文、邹恒友、邹鹤坡、黄采芝、袁靓宸、朱丹臣等十多个人。门人的再传门人弟子又有丁振公、王禹九、丁绣原等。《诊宗三昧》中记载："石顽老人跌坐绳床，有弟子进问医学宗旨"，可见张璐在年逾古稀，腿脚不便之时，仍然"跌坐绳床"，耳提面命，为众多弟子答疑解惑，讲解医道。其孜孜以求、诲人不倦的治学与育人精神可见一斑。后世医者，私淑张璐的人就更多了，如《慎斋遗书·提要》中写道："自明以来，江南言医者类宗周慎斋……雍正以后，变而宗张路玉。"

三、后世发挥

（一）外感病证治发挥

《伤寒绪论》借鉴前代诸家论述，丰富了张仲景伤寒学说，论述外感热病范畴与分类，阐发外感热病传变规律与诊察方法，丰富了外感热病证治内容，反映了张璐研究外感热病的独特见解和丰富的临床经验，充实了清代外感热病的理论与临床。这些理论和临床经验值得我们进一步研究，使之更好地为临床服务。

在《张氏医通·诸伤门》中论述外感病的治疗也颇具特色。张璐治疗外感热病首重虚实辨证，对阳虚者宗仲景而用温阳法。其次据证用方，不废寒凉，对外感实热证善用《和剂局方》凉膈散。同时，他治疗外感热病又十分注重胃气，运用扶元益胃或敛阴之剂扶助正气，以冀扶正达邪，或祛邪以存正而用急下存阴法。张璐治外感不固守陈方，随证灵活加减。

综上所述，张璐论治外感病的经验是多方面的。他不仅善于运用经方以温阳法救外感之阳虚，而且擅长以凉膈散等寒凉方剂治外感实热，还注重扶助脾胃之元气、敛护阴液以扶正达邪，在方药运用中更善变通而不拘成法。这些临床经验对后学者诊治外感病起到了启迪和帮助的作用。

（二）脾胃病证治发挥

张璐论治脾胃首先重视脾胃本身的相依关系，又重视脾胃对其他脏腑的生理作用和病理影响。他立法强调脾胃阴阳互济，升降互用，扶脾以保肺，补脾以益肝，为后世丰富"扶正达邪"内涵奠定了基础。

张璐对于肝肺之亏损除补其本脏外，亦从资其化源，温补脾胃着眼，强调"土旺而金生，勿拘于保肺""扶脾益肝"，以扶生发。此又是张璐重视脾胃崇尚温补的一个方面。张璐对治疗肺、肝之证溯本求源，兼顾相生相克之理。在论治脾胃方面重其阴阳互济，升降有序，重视脾胃之阳气。

张璐脾胃病论治思想给清代以后医家治疗虚证启发甚大。后世治疗脾胃病多慎用苦寒之剂，以免克伐脾胃之阳气，且用药之核心为温补，张璐的脾胃观可以说是起到了较大的作用。

（三）血证证治发挥

张璐临床治疗血证最大特点在于重视辨证，对血证的治疗尤具特色及创新。他从机体的盛衰与阴阳的偏胜偏衰入手，强调对出血的辨证不可一概以上溢为火盛、下脱为阳衰而统而论之，必须针对出血的色泽、性状加以鉴别，较深刻地揭示了血证的病机及其证治规律。

张璐对血证的治疗，善用温通，重视脾胃，却又不泥于一法，而是立足临床实际，从整体中把握疾病的内在规律，辨证分析，药随病转，用药灵活多变。这对后世在血证的理论认知和临床治疗中具有重要的指导意义。

（四）针灸临床证治发挥

张璐临证多以方药为主，但对部分疾病治疗采用针灸疗法。如眼科应用针刺方法，某些急证善用灸法，注重灸药并用。

张璐的"金针开内障"说，祁宝玉在《对〈张氏医通〉论"目疾"之初探》一文中，充分肯定是在承袭《证治准绳》、继承前人的基础上又有发挥，并称论后病例对后学者启迪很大；朱伟常等在《谈张璐及其著作〈张氏医通〉》一文中评价张氏在中医眼科手术方面对后世治疗白内障技术的改进具有指导意义。中国中医科学院唐由之教授曾用改进的针拨法为毛泽东主席治白内障，可以说是发挥张氏针灸临床经验的典型案例。

用灸法救治急证古有记载，如《扁鹊心书》言："真气虚则人病，真气脱则人死，保命之法，灼艾第一。"现代对灸治急证也有较多研究和报道，如《新中医》1990年第2期，郑培銮报道了用艾炷灸关元救治一例失血性休克患者获得成功。张璐在承袭古人艾灸救急的基础上，所应用的隔药灸、穴位贴敷、灸药合用等救治危急重证的方法，对当代针灸临床治疗急证也有指导意义。

四、国外流传

张璐的学术思想在海外，特别是日本产生了一定的影响，主要表现为一些重要的著作被陆续在日本出版。《伤寒缵论》《伤寒绪论》《张氏医通》《诊宗三昧》有日本文化元年甲子（1804）东都亦西斋刻本；《张氏医通》还有日本文化元年甲子（1804）思得堂刻本；《本经逢源》有日本前田安宅订本。《张氏医通纂要》是日本人滕谦斋精研《张氏医通》后，"提其要，为小册子"。张璐之子的《伤寒舌鉴》有日本文化元年甲子（1804）赤西斋刻本，思德堂藏版；次子的《伤寒兼证析义》有日本文化元年甲子（1804）刻本、日本思德堂刻本。

综上所述，张璐以其深厚的医学造诣、丰富的临床经验及终身对医学理论孜孜不倦的探讨，赢得了后世医家的赞许，故被誉为清初医学三大家之一。张璐治学，重视经典理论；于临床，则重视辨证论治与方药分析。张璐是一位勤于学习的医家，在医学理论和杂病证治以及伤寒研究等方面均有很高的成就。他将各家分歧意见渐渐整理在一起，经过几十年的临床与研究，几易其稿，最终写成《张氏医通》。书中将历代各家关于杂病论治的繁复内容，加以整理，执简驭繁，由博返约，突出其精要，为后世医家所推重、效法。张璐是一代医学大家，他对后世医学的发展具有极其深远的影响。

张璐

参考文献

［1］清·张璐.诊宗三昧［M］.上海：上海科学技术出版社，1959.

［2］清·张璐.张氏医通［M］.上海：上海科学技术出版社，1963.

［3］任应秋.中医各家学说［M］.上海：上海科学技术出版社，1980.

［4］秦文斌.吴中十大名医［M］.南京：江苏科学技术出版社，1993.

［5］王云凯.中国名医名著名方［M］.石家庄：河北科学技术出版社，
　　　1993.

［6］王洪图.黄帝内经研究大成［M］.北京：北京出版社，1997.

［7］张民庆.张璐医学全书［M］.北京：中国中医药出版社，1999.

［8］鲁兆麟，陈大舜.中医各家学说［M］.北京：中国协和医科大学出版
　　　社，2000.

［9］熊曼琪.伤寒学［M］.北京：中国中医药出版社，2003.

［10］周仲英.中医内科学［M］.北京：中国中医药出版社，2007.

［11］任应秋.任应秋论医集［M］.北京：人民军医出版社，2008.

［12］裘沛然，丁光迪.中医各家学说［M］.北京：人民卫生出版社，2008.

［13］秦玉龙.中医各家学说创新教材［M］.北京：中国中医药出版社，
　　　2009.

［14］陈克正.叶天士诊治大全［M］.北京：人民军医出版社，2011.

［15］赵立勋.略论吴又可和张石顽对卫气营血辨证学说形成的贡献［J］.
　　　中医杂志，1983（7）：4-6.

［16］俞志高.张璐父子籍贯考［J］.江苏中医杂志，1984，5（1）：50-53.

［17］茅晓.石顽老人外感病证治特色初探［J］.安徽中医学院学报，1985，
　　　（4）：15-17.

［18］吕英凡.清代名医张璐的医学教育思想［J］.中医教育，1985，（3）：
　　　36-37.

［19］祁宝玉.对《张氏医通》论"目疾"之初探［J］.北京中医学院学报，

1986，9（2）：15-16.

［20］朱炳林．张璐学术经验研讨［J］．江苏中医杂志，1986（11）：30-33.

［21］沈敏南．张璐父子的伤寒学术思想［J］．云南中医学院学报，1987（1）：
　　　8-10.

［22］路京达，张遥，余瀛鳌．清初名医张璐生平及其著作［J］．上海中医
　　　药杂志，1987（8）：42-44.

［23］蒯伟勇．张璐医学著作简介［J］．新中医，1987，19（7）：55-56.

［24］朱炳林．张璐治血证经验研讨［J］．浙江中医学院学报，1988，12（5）：
　　　34-35.

［25］易法银．张璐脾肾观探析［J］．江苏中医杂志，1988（2）：32-33.

［26］朱炳林．张璐治咳辨析［J］．中医药研究，1988（6）：38-39.

［27］易法银．张璐的脾胃观探析［J］．湖南中医学院学报，1989，9（1）：
　　　10-12.

［28］金庆江．张璐的世籍与生平［J］．南京中医学院学报，1994，10（3）：
　　　51-52.

［29］史常永．《千金方衍义》评价［J］．中医文献杂志，1995（1）：5-6.

［30］赵小青，赵婕．《本经逢原》评述［J］．中医文献杂志，1995（3）：
　　　20-21.

［31］干祖望．张璐评中医的出版物［J］．江苏中医杂志，1999，20（3）：
　　　36-38.

［32］李定祥，蒋文明．张璐论治血证特色探析［J］．湖南中医学院学报，
　　　2000，20（3）：45-46.

［33］张蕾．《张氏医通》附录医案考［J］．山东中医药大学学报，2003，27
　　　（3）：211-213.

［34］张蕾．张璐医案诊治特色［J］．山东中医杂志，2003（22）：62-63.

［35］郑仕成，郑世文.论《张氏医通》文献学特色［J］.中华实用中西医杂志，2004，17（5）：773-774.

［36］周正明.张璐治疗血证的温通思想［J］.青海医药杂志，2005，35（9）：61-62.

［37］韩一龙，李京玉.浅谈张石顽论血证［J］.陕西中医杂志，2006，27（3）：381.

［38］孙化萍，李丽，袁惠芳等.清代名医张璐生平探析［J］.河南中医，2007，27（5）：24-25.

［39］刘仙菊，李成文.张璐辨治血证特色［J］.中医药学报，2008，36（6）：4-5.

［40］马一平.宋元时期吴中医学的发展和成就［J］.中医药文化，2009（2）：29-31.

［41］张全爱，王樟连.张璐眼科针灸学术思想浅析［J］.江苏中医药，2009，41（6）：8.

［42］周达君，江维，闵晓莉.清·张璐《诊宗三昧·逆顺》脉诊经验［J］.甘肃中医，2010，23（5）：3-4.

［43］施淼.浅析张璐伤寒学学术成就［J］.北方药学，2012，9（10）：65-66.

［44］黄亚俊，陈仁寿.试论吴门医派学术传承与创新［J］.辽宁中医药大学学报，2012，12（12）：68-69.

［45］陈仁寿.江苏主要中医流派分类与特点［J］.中医药文化，2009（4）：19-20.

［46］姚实林.《张氏医通》体质学思想探析［J］.中医杂志，2011，52（16）：1357-1359.

［47］杨玲，宋益东.《张氏医通》的学术特色［J］.中医研究，2012，25（7）：71-72.

［48］王勇，朱乔青，戴其舟.浅论张璐的血证治疗思想［J］.现代中医药，
　　　2012，32（6）：59-60.

［49］刘婷，程磐基.张璐《伤寒绪论》外感热病学术特点浅析［J］.四川
　　　中医，2013，31（5）：18-20.

［50］金钰锁.清儒医张璐研究［D］.华中师范大学2014年硕士学位论文.

汉晋唐医家（6名）

张仲景　王叔和　皇甫谧　杨上善　孙思邈　王　冰

宋金元医家（18名）

钱　乙　成无己　许叔微　刘　昉　刘完素　张元素
陈无择　张子和　李东垣　陈自明　严用和　王好古
杨士瀛　罗天益　王　珪　危亦林　朱丹溪　滑　寿

明代医家（25名）

楼　英　戴思恭　王　履　刘　纯　虞　抟　王　纶
汪　机　马　莳　薛　己　万密斋　周慎斋　李时珍
徐春甫　李　梴　龚廷贤　杨继洲　孙一奎　缪希雍
王肯堂　武之望　吴　崑　陈实功　张景岳　吴有性
李中梓

清代医家（46名）

喻　昌　傅　山　汪　昂　张志聪　张　璐　陈士铎
冯兆张　薛　雪　程国彭　李用粹　叶天士　王维德
王清任　柯　琴　尤在泾　徐灵胎　何梦瑶　吴　澄
黄庭镜　黄元御　顾世澄　高士宗　沈金鳌　赵学敏
黄宫绣　郑梅涧　俞根初　陈修园　高秉钧　吴鞠通
林珮琴　章虚谷　邹　澍　王旭高　费伯雄　吴师机
王孟英　石寿棠　陆懋修　马培之　郑钦安　雷　丰
柳宝诒　张聿青　唐容川　周学海

民国医家（7名）

张锡纯　何廉臣　陈伯坛　丁甘仁　曹颖甫　张山雷
恽铁樵